居家康复指导丛书

吞咽障碍居家康复指导

丛书主编　燕铁斌
主　编　兰　月
副主编　周惠嫦　安德连

电子工业出版社
Publishing House of Electronics Industry
北京·BEIJING

未经许可，不得以任何方式复制或抄袭本书之部分或全部内容。
版权所有，侵权必究。

图书在版编目（CIP）数据

吞咽障碍居家康复指导 / 兰月主编 . —北京：电子工业出版社，2021.1
（居家康复指导丛书）
ISBN 978-7-121-40232-6

Ⅰ．①吞… Ⅱ．①兰… Ⅲ．①吞咽障碍 – 康复 Ⅳ．① R745.109

中国版本图书馆 CIP 数据核字（2020）第 255988 号

责任编辑：汪信武
印　　刷：中国电影出版社印刷厂
装　　订：中国电影出版社印刷厂
出版发行：电子工业出版社
　　　　　北京市海淀区万寿路 173 信箱　邮编：100036
开　　本：720×1000　1/16　印张：13.5　字数：220 千字
版　　次：2021 年 1 月第 1 版
印　　次：2021 年 1 月第 1 次印刷
定　　价：96.00 元

凡所购买电子工业出版社图书有缺损问题，请向购买书店调换。若书店售缺，请与本社发行部联系，联系及邮购电话：（010）88254888，88258888。

质量投诉请发邮件至 zlts@phei.com.cn，盗版侵权举报请发邮件到 dbqq@phei.com.cn。

本书咨询联系方式：QQ 20236367。

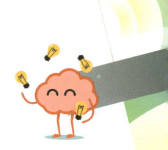

居家康复指导丛书

《吞咽障碍居家康复指导》编委会名单

丛书主编　燕铁斌
主　　编　兰　月
副 主 编　周惠嫦　安德连
编　　者　（按姓氏笔画为序）
　　　　　于　丁（广州市第一人民医院）
　　　　　兰　月（广州市第一人民医院）
　　　　　朱　洁（广东省工伤康复医院）
　　　　　安德连（中山大学附属第三医院）
　　　　　阮恒芳（中山大学附属第三医院）
　　　　　陈丽珊（佛山市第一人民医院）
　　　　　陈秀明（广州市第一人民医院）
　　　　　陈琼梅（中山大学附属第三医院）
　　　　　林　勉（广东省第二中医院）
　　　　　周惠嫦（佛山市第一人民医院）
　　　　　彭　源（广州市第一人民医院）
　　　　　温璐璐（广州市第一人民医院）
　　　　　谢东霞（中山大学附属第三医院）
秘　　书　陈秀明
绘　　图　卢忠仁

总　序

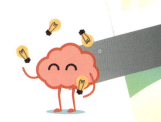

　　现代康复医学起源于20世纪40—50年代，那时的世界正处于动荡期，战争及其随后爆发的各类疾病给人类带来了巨大的伤害！即使医护人员全力救治，也只能留住患者的生命，大量生存者遗留了各种身心方面的功能障碍，严重影响了病、伤、残者正常回归家庭和社会。因此，医疗先驱们在救治病伤员的同时，开始关注救治对象的功能恢复和改善，并积极尝试采用不同的治疗方法，以期最大限度地帮助患者正常回归家庭和社会。为此，催生了一门新的临床医学学科——康复医学（rehabilitation medicine）。

　　进入21世纪以来，随着全球经济的发展，国际康复医学进入了发展的"快车道"，与临床各学科相互渗透、融合，涉及几乎所有疾病的全过程。从发病早期就介入的重症康复，到疾病恢复期的社区康复和居家康复，以及生命终结期的康复（国内称之为"临终关怀"），可谓是全生命周期的覆盖了。

　　对比西医，中医康复的理念历史悠久。早在2000多年前的《黄帝内经》中就提出了今天神经康复领域中推崇的"阴阳平衡"理念；而《吕氏春秋》中提到的"流水不腐，户枢不蠹"的动静结合观点，更是对今天"生命在于运动"的完美诠释。但从理念和体系上与西方医学模式比较一致的现代康复，则起源于20世纪80年代中期。其里程碑标志是当时的卫生部要求在全国高等医学院校的临床医学专业中开设康复医学课程，普及现代康复医学知识。彼时，各类《康复医学》教材及书籍成了普及现代康复医学的最好载体。

　　进入21世纪后，特别是"十三五"规划以来，随着国内经济的发展、全民医疗的实现，以及慢性病、老年人口的增加，康复对象不断增多，康复市场不断拓展。而党和各级政府对康复的重视，进一步推动了国内康复的全面提速发展。此外，分级诊疗模式下的医院－社区－居家康复

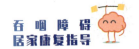

一体化的出现，使得康复理念已经开始从医院延伸到社区、家庭。患者及其家属越来越不满足传统的院内康复，渴望能了解康复、参与康复。因此，迫切需要一些能指导病、伤、残后康复的专业知识科普化的书籍。

为了适应当前急需了解康复知识的市场需求，在电子工业出版社有限公司的大力支持下，我们组织了国内一批从事临床康复的专家，编写了这套《居家康复指导丛书》。本套丛书的编写宗旨一是普及康复理念，让患者及其家属能比较容易地找到适合自己病情的康复方法；二是介绍一些常用的可以在社区及家庭开展的适宜康复技术，方便患者及其家属在社区和家庭开展自我康复。

本套丛书在内容编排上力求文字简洁，通俗易懂。为了方便家庭使用，每本书还尽可能配了一些简单易学的插图；同时，采取的是一本书针对一种（类）疾病的居家康复，希望每一本书都能成为一个独立的家庭康复医生。

将专业人员容易理解的枯涩的专业知识转化为普通群众（病患者及其家属）易于理解，且在家中可以为其提供指导的科普康复书籍，并非容易之举！远较编写学术专著更难。本套丛书从选题到定稿历时 2 年，后续还将根据临床需要推出新的分册。丛书的读者对象主要为病、伤、残者及其家属，同时也可以作为社区医护人员了解康复的入门读物。

虽然各分册主编及全体参编专家竭尽所能用通俗易懂的语言来介绍专业知识及技术，但仍恐遗留不足，尚祈读者阅读时不吝赐教，以便再版时修订。

最后，感谢参加本套丛书编写的全体专家及工作人员为本套丛书的顺利出版所付出的辛勤劳动。

谨以此为序！

中山大学孙逸仙纪念医院

2019 年 5 月

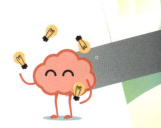

前　言

　　进食是个体生存的本能和味觉的享受,吞咽障碍的出现,导致进食不安全,或进食不足量,可造成营养不良、脱水、吸入性肺炎等并发症,严重者甚至有窒息死亡的后果,对生活质量有着严重的影响。

　　吞咽障碍是多种中枢神经系统疾病和其他头颈部疾病高发的伴随症状,随着人们生活节奏的加快、人口老龄化的加重,上述疾病在发生率逐年上升的同时,致残率也逐年提高。因此,越来越多的人有吞咽相关康复的需求。由于疾病需要一段时间康复,许多受众慢慢进入社区,进入家庭,居家康复的需求越来越多,本书就是在这样的需求背景下产生的。我们希望读者能通过阅读本书,收获吞咽康复实用的知识、治疗技术和优质护理方法,恢复吞咽功能,重新享受美味的食物和精彩人生。

　　本书涵盖的内容有:吞咽生理解剖学基础知识、吞咽障碍相关疾病与不良后果、吞咽障碍的检查方法、居家吞咽康复技术的操作方法、不同疾病的吞咽康复技巧、老年吞咽障碍的康复方法、吞咽康复居家护理方法与健康指导等。编者把目录标题尽量细化,期望能帮助读者理解和快速找到想看的内容,使读者能有更佳的阅读体验感。

　　本书的编者多为从事吞咽障碍康复的一线医生与治疗师。他们总结了各自多年的工作经验,历经 1 年多的资料整理,经过反复修改、加工、整理,本书终于正式面世了。本书语言精练,内容简明扼要、

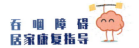

通俗易懂，可为不同知识水平的读者使用，也可作为吞咽障碍专业工作者的参考用书。由于吞咽障碍相关知识发展迅速，日新月异，加之编者经验有限，书中难免有一些不足之处，殷切期望广大读者不吝赐教，予以批评指正。

2020 年 10 月于广州

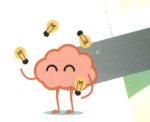

目 录

第一章 认识吞咽障碍

第一节 什么是吞咽障碍 …………………………… 1
  一、概述 ………………………………………… 1
  二、怎样才算是吞咽障碍 ……………………… 2
  三、吞咽障碍发病率高 ………………………… 2
  四、吞咽障碍的进展 …………………………… 3

第二节 吞咽障碍有哪些表现与不良后果 ………… 3
  一、认知偏差及口颜面功能的异常 …………… 4
  二、吞咽食物出现呛咳 ………………………… 5
  三、吸入性肺炎 ………………………………… 5
  四、体重减轻 …………………………………… 6
  五、音质改变 …………………………………… 6
  六、患者自我感觉异常 ………………………… 6

第三节 导致吞咽障碍的常见原因 ………………… 7
  一、神经性疾病 ………………………………… 7
  二、头颈部肿瘤 ………………………………… 7
  三、其他相关疾病 ……………………………… 8
  四、婴幼儿吞咽障碍 …………………………… 9

第四节　吞咽结构和正常吞咽过程············· 9
一、口腔····························· 10
二、舌······························· 13
三、咽部····························· 14
四、喉······························· 16
五、食管····························· 18
六、正常的吞咽过程··················· 18

第五节　吞咽障碍的康复治疗················· 23
一、神经性疾病······················· 23
二、头颈部肿瘤······················· 24

第六节　发现吞咽障碍后的医疗帮助··········· 25

❷ 第二章　诊断吞咽障碍

第一节　发生吞咽障碍的高危信号············· 29
一、高龄····························· 29
二、头颈部肿瘤······················· 29
三、发热或肺炎症状··················· 30
四、神经性疾病······················· 30
五、结构性疾病······················· 30

第二节　吞咽障碍的筛查····················· 32
一、自我筛查量表····················· 32
二、反复唾液吞咽试验················· 33
三、饮水试验························· 35

第三节　吞咽障碍的诊断性检查··············· 38

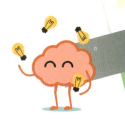

　　一、吞咽造影检查…………………………………… 38
　　二、纤维喉镜检查…………………………………… 51
　　三、咽腔测压检查…………………………………… 53
　　四、其他检查方法介绍……………………………… 57
　　五、不同检查方法的选择…………………………… 60

3 第三章　吞咽障碍常用的康复治疗方法

第一节　通过改善口腔感觉增进食欲…………………… 62
　　一、正常人体口腔的解剖结构……………………… 62
　　二、口腔感觉异常的表现…………………………… 62
　　三、改善口腔感觉的训练方法……………………… 63
　　四、口腔感觉训练的作用…………………………… 64
　　五、口腔感觉训练的家庭指导及可行性…………… 65

第二节　通过口腔运动训练改善进食能力…………… 65
　　一、正常人体口腔运动模式………………………… 65
　　二、口腔运动异常的表现…………………………… 65
　　三、提高口腔运动能力的训练方法………………… 66
　　四、口腔运动训练的作用…………………………… 68
　　五、口腔运动训练的居家指导及可行性…………… 68

第三节　安全进食，防止食物误吸入肺……………… 69
　　一、呼吸道保护法…………………………………… 69
　　二、声带闭合、喉上抬练习………………………… 74

XI

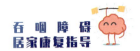

三、呼吸训练⋯⋯⋯⋯⋯⋯⋯⋯⋯⋯⋯⋯⋯⋯⋯⋯⋯⋯ 75

第四节　安全进食⋯⋯⋯⋯⋯⋯⋯⋯⋯⋯⋯⋯⋯⋯⋯ 76
　　一、食物的类别⋯⋯⋯⋯⋯⋯⋯⋯⋯⋯⋯⋯⋯⋯⋯ 76
　　二、吞咽姿势的改变⋯⋯⋯⋯⋯⋯⋯⋯⋯⋯⋯⋯⋯ 79

第五节　吞咽障碍的治疗方法⋯⋯⋯⋯⋯⋯⋯⋯⋯⋯ 85
　　一、球囊扩张术⋯⋯⋯⋯⋯⋯⋯⋯⋯⋯⋯⋯⋯⋯⋯ 85
　　二、电刺激疗法⋯⋯⋯⋯⋯⋯⋯⋯⋯⋯⋯⋯⋯⋯⋯ 86
　　三、说话瓣膜⋯⋯⋯⋯⋯⋯⋯⋯⋯⋯⋯⋯⋯⋯⋯⋯ 90
　　四、针灸——让吞咽障碍患者不再"望梅止渴"⋯ 92
　　五、肌内效贴贴扎术⋯⋯⋯⋯⋯⋯⋯⋯⋯⋯⋯⋯⋯ 98

4 第四章　不同疾病的吞咽障碍居家康复方法

第一节　脑卒中⋯⋯⋯⋯⋯⋯⋯⋯⋯⋯⋯⋯⋯⋯⋯⋯ 100
　　一、脑卒中患者的吞咽障碍特点⋯⋯⋯⋯⋯⋯⋯⋯ 100
　　二、脑卒中患者的进食和护理⋯⋯⋯⋯⋯⋯⋯⋯⋯ 102

第二节　痴呆⋯⋯⋯⋯⋯⋯⋯⋯⋯⋯⋯⋯⋯⋯⋯⋯⋯ 103
　　一、痴呆患者出现吞咽障碍的原因⋯⋯⋯⋯⋯⋯⋯ 103
　　二、痴呆患者的居家照护⋯⋯⋯⋯⋯⋯⋯⋯⋯⋯⋯ 104

第三节　帕金森病⋯⋯⋯⋯⋯⋯⋯⋯⋯⋯⋯⋯⋯⋯⋯ 106
　　一、帕金森病患者吞咽障碍的特点⋯⋯⋯⋯⋯⋯⋯ 106
　　二、帕金森病患者的居家训练方法⋯⋯⋯⋯⋯⋯⋯ 107

第四节　颅脑损伤⋯⋯⋯⋯⋯⋯⋯⋯⋯⋯⋯⋯⋯⋯⋯ 109
　　一、颅脑损伤患者吞咽功能的特点⋯⋯⋯⋯⋯⋯⋯ 109
　　二、颅脑损伤后吞咽障碍与其他神经源性吞咽障碍

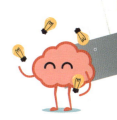

  的区别……………………………………………… 109

 三、对颅脑损伤后吞咽障碍患者进行康复训练的

  意义……………………………………………… 110

 四、出现吞咽障碍的颅脑损伤患者的康复训练…… 110

第五节 头颈部肿瘤……………………………………… 117

 一、简单认识头颈部肿瘤…………………………… 117

 二、头颈部肿瘤患者放疗后出现吞咽障碍的相关

  症状……………………………………………… 117

 三、头颈部肿瘤患者放疗后出现吞咽障碍的就医

  情况……………………………………………… 118

 四、头颈部肿瘤患者放疗后吞咽功能的改善……… 119

 五、头颈部肿瘤患者放疗后居家康复训练………… 119

第六节 运动神经元疾病………………………………… 130

 一、概念……………………………………………… 130

 二、运动神经元疾病与吞咽障碍的关系…………… 130

 三、运动神经元疾病的种类………………………… 130

 四、运动神经元疾病引起的进行性吞咽障碍的临床

  表现……………………………………………… 131

 五、运动神经元疾病引起的进行性吞咽障碍患者的

  居家康复………………………………………… 132

第七节 婴幼儿喂食及吞咽障碍………………………… 133

 一、婴幼儿的进食发展……………………………… 133

二、婴幼儿进食、吞咽的发育过程……………………133
　　三、喂食、吞咽过程对婴幼儿所起的作用…………134
　　四、婴幼儿出现喂食困难或吞咽异常的表现………134
　　五、导致喂食困难、吞咽异常的原因…………………135
　　六、居家训练的具体内容………………………………135
　　七、居家训练的效果……………………………………137
　第八节　老年吞咽障碍的居家康复……………………137
　　一、中国老年人口现状…………………………………137
　　二、老年患者的特点……………………………………138
　　三、老年人吞咽障碍的流行病学………………………138
　　四、老年吞咽障碍的病理生理学………………………139
　　五、老年吞咽障碍的诱发因素…………………………139
　　六、老年吞咽障碍的诊断与处理方法…………………140
　　七、老年吞咽障碍的居家训练方法……………………143

5 第五章　吞咽障碍患者的居家护理

　第一节　吞咽障碍患者的安全进食……………………154
　　一、进食前准备…………………………………………154
　　二、进食餐具的选择……………………………………155
　　三、体位的选择…………………………………………156
　　四、喂食方法……………………………………………157
　　五、进食前后清洁口腔、排痰…………………………159
　　六、记录及观察…………………………………………159
　第二节　吞咽障碍患者如何吃得安全…………………160
　　一、持续留置胃管………………………………………160
　　二、间歇置管管饲………………………………………163

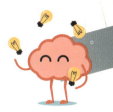

  三、胃造瘘管饲 ………………………………………… 165

第三节 吞咽障碍患者的营养进食 ……………………… 168
  一、吞咽障碍患者的营养不良 ……………………… 168
  二、吞咽障碍患者饮食方案的制订 ………………… 170
  三、对吞咽障碍患者有益的食物 …………………… 172

第四节 吞咽障碍患者的口腔卫生 ……………………… 175
  一、口腔卫生的重要性 ……………………………… 175
  二、居家吞咽障碍患者的口腔卫生 ………………… 175
  三、口腔卫生的效果 ………………………………… 178

第五节 吞咽障碍患者的心理护理 ……………………… 179
  一、吞咽障碍患者的常见心理问题及识别 ………… 179
  二、吞咽障碍患者的心理护理 ……………………… 182

第六节 吞咽障碍患者及照护者的健康教育指导 ……… 184
  一、概述 ……………………………………………… 184
  二、评估 ……………………………………………… 185
  三、计划 ……………………………………………… 185
  四、实施 ……………………………………………… 185
  五、预防感染 ………………………………………… 188

第七节 急救技能的培训 ………………………………… 189
  一、误吸的分类及表现 ……………………………… 189
  二、误吸会导致死亡 ………………………………… 189
  三、引起误吸的危险因素 …………………………… 189
  四、预防误吸 ………………………………………… 190
  五、吞咽障碍患者误吸后窒息的急救 ……………… 191

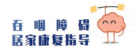

6 第六章 居家照护新模式

第一节 吞咽障碍护理门诊 193
一、吞咽障碍护理门诊的定义 193
二、吞咽障碍护理门诊的概况 193
三、吞咽障碍护理门诊的救治对象 193
四、吞咽障碍护理门诊如何转介 194

第二节 延续护理 194
一、延续护理的定义 194
二、延续护理的概况 195
三、延续护理的服务对象 195
四、延续护理的转介 196

第三节 家庭访视 196
一、家庭访视的定义 196
二、家庭访视的概况 196
三、家庭访视的服务对象 197
四、家庭访视的转介 197

第四节 社会团体 198
一、社会团体的定义 198
二、区域性老年专科护士工作站 198

第五节 社区护理 198
一、社区护理的定义 198
二、社区护理的概况 199
三、社区护理的服务对象 199
四、社区护理的转介 200

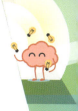

第一章　认识吞咽障碍

第一节　什么是吞咽障碍

近年来,"吞咽障碍"这个词多次出现在我们的日常生活中。那么,哪些疾病可能导致吞咽障碍的出现呢?发生于中老年人群的脑卒中(中风)、阿尔茨海默病(老年痴呆)、帕金森病,以及青壮年人群的脑外伤、头颈部肿瘤等,均可能成为吞咽障碍的罪魁祸首。近年来,随着人们生活节奏的加快,人口老龄化的加重,老年疾病发病率在逐年上升的同时,致残率也在逐年提高。吞咽障碍作为多种中枢神经系统疾病和头颈部疾病高发的伴随症状,也越来越引起人们的重视。人们除了希望每天能够保证摄入足够的营养外,也开始在意"通过什么途径进食""进食什么东西"等问题,对于满足心理和生理的进食体验有了更高、更多的需求。那么,我们常提到的吞咽障碍到底是个怎样的问题呢?

一、概述

吞咽障碍不是一种疾病,而

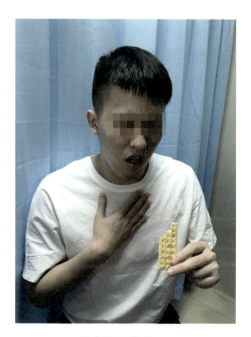

进食吞咽障碍

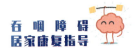

是一组症状。吞咽是人类最复杂的行为之一，吞咽障碍主要是指患者在准备吞咽时的行为、感觉和动作反应，以及食物由口腔到胃的移送过程等任意环节出现异常或障碍。

二、怎样才算是吞咽障碍

出现以下一点或几点才能判断为吞咽障碍：①患者能否意识到自己即将进食，能否用视觉辨识食物；②患者能否对食物气味和食物本身产生的一系列生理反应，如唾液的产生，有进食欲望等；③食物或饮品从口腔运送至胃的过程中是否困难，如呛咳、吞咽费力或完全不能吞咽固体食物等；④口腔和咽喉部肌肉是否因控制协调不良而未能正常吞咽食物；⑤食物或饮品是否会误入气管，引起反复的肺部感染，发生吸入性肺炎；⑥近段时间是否有明显的体重下降。

三、吞咽障碍发病率高

吞咽障碍在很多疾病中都有非常高的发病率，包括正常的退化。有文献资料显示，美国60岁以上一般状况正常的老年人中，约有50%存在不同程度的吞咽障碍，而美国全年因吞咽障碍噎呛致死者超过1万人。在我国，吞咽障碍的发病率和并发症的出现率与国外的资料相近。由此可见，吞咽障碍的出现，不仅会损害人们的健康，剥夺人们享受美食的权利，还可能导致吸入性肺炎，甚至出现因大食团噎呛致死等严重后果。

由于导致吞咽障碍的病因复杂多样，而吞咽障碍的表现形式也各不相同，所以我们很难精准地确定吞咽障碍的发病率。但从一些常见疾病的吞咽障碍发生率中可以看出，无论是在患有相关疾病的群体中，还是在因机体老龄化导致退行性改变而出现吞咽障碍的老年人群体中，吞咽障碍都是非常常见的。

第一章 认识吞咽障碍

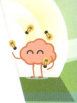

四、吞咽障碍的进展

有些疾病所伴发的吞咽障碍可能随着时间的推移和康复治疗的早期介入而逐渐改善，如脑外伤、药物因素、头颈部肿瘤术后等；而有些疾病，如退行性疾病、自身免疫性疾病、放疗导致的纤维化、帕金森病等并发的吞咽障碍，可能随着疾病的进展而更加严重。

日常生活中，进食和吞咽是人类生存的本能，是味蕾的享受，也是保证生活所需热量和营养供应的必要功能。由于人类寿命的延长，疾病、意外伤害的增加，吞咽和食管功能的异常，以及结构性病变导致的吞咽障碍的发生率日益增高，吞咽障碍的康复评估及治疗已经成为医疗和社会的一项重大责任和医学中的新热点。

第二节 吞咽障碍有哪些表现与不良后果

吞咽障碍可以通过各个方面来影响其日常生活。有些人也许能敏锐地意识到自己的问题，并且详细地向医生、护士或治疗师描述。

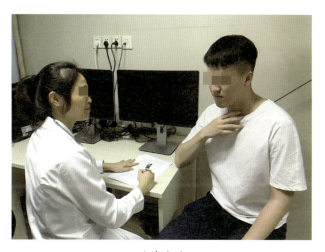

就诊咨询

还有一些人无法意识到自己的吞咽问题，或者能够意识到却无法准确表达。这些患者能感受到在功能异常的位置上方有残留的食物堆积，但实际出现障碍的位置应该是在食物堆积处的下方。所以，正确认识吞咽障碍的表现与不良后果对于患者及其家属来说都是非常重要的。

无论是轻度吞咽障碍还是较严重的吞咽障碍，都会不同程度地影响人们的生活质量。因为进食足够的食物对于人们维持日常的营养需求是必不可少的。一旦吞咽过程中的任何环节出现异常，将带来一系列生理和心理上的严重后果。

一、认知偏差及口颜面功能的异常

患者无法辨识食物，对于可以食用的东西无法理解。例如，给患者一小块苹果，患者不知道这块苹果是可以食用的，或者不知道需要放在嘴里进行咀嚼、吞咽等一系列动作。这是因为患者对于食物存在认知偏差的问题，即不能区分可以食用和不能食用的物品，或是不知道自己的需要或怎么完成吞咽动作，难以将食物正确地放于口中。

有些患者由于唇、面颊、舌等功能异常导致一系列的症状：开口和闭唇困难，频繁流涎；口腔的清除功能差，进食后口腔内仍然有较多食物残留；食物很难向咽喉部运送，需要使用抬头或用力低头等方法才能咽下食物；食物的咀嚼出现困难，导致食物无法碾碎下咽；食物含而不吞，吞咽动作无法启动，或进行一次

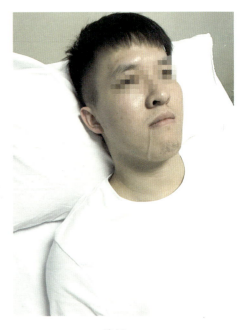

流涎

第一章 认识吞咽障碍

吞咽后继续出现多次吞咽；进食后食物从鼻腔或口角流出等。

二、吞咽食物出现呛咳

患者有可能在吞咽食物前、中、后出现咳嗽，最常见的是在用餐过程中出现咳嗽。这主要是由于气管和食管的毗邻关系，固态食物、流质食物或口咽分泌物都可能进入气管。

大部分正常人偶尔也会出现呛咳的情况，但正常人可以通过咳嗽将呛入气管的食物排出。吞咽障碍的患者由于吞咽的生理机制受损，呛咳比较频繁，且咽喉部或气管上方的感觉较差，或者咳嗽的力量不足，无法及时将呛入的食物咳出，导致肺炎，严重者并发心力衰竭，甚至死亡。

在进食中频繁呛咳也会使愉快的进食过程受到影响，进而出现对进食的排斥和恐惧，久而久之，往往会导致患者产生抑郁，降低其生活质量。但也有一类患者，有误咽，但未出现明显呛咳，表现为反复肺部感染，此种情况更加危险。

三、吸入性肺炎

吞咽障碍患者由于前面提到的反复呛咳和食物误吸入气管，或者由于口咽部的痰液和唾液等分泌物，以及胃内容物反流，都会导致吸入性肺炎的发生，使患者出现反复发热，严重者甚至可致命，应引起高度重视。

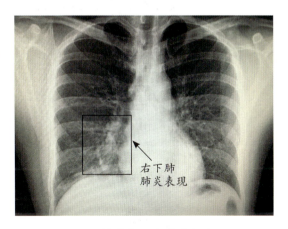

吸入性肺炎 X 线片的表现

四、体重减轻

发病后患者出现不明原因的体重减轻,短期内体重减轻幅度达30%以上。排除其他疾病影响,要考虑是否为每日食物摄入量不足导致的营养不良。

五、音质改变

由于不同疾病的因素可能导致喉结构出现相应的异常,从而出现声音嘶哑、不能发声、声带麻痹等情况。

六、患者自我感觉异常

患者自觉吞咽困难,难以下咽,咽喉部有梗阻感,吞咽费力等,主要表现为吞咽固体食物有梗阻感,吞咽费力等,但进食流质食物自我感觉无异常。

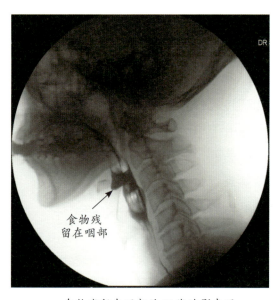

食物残留在咽部的X线造影表现

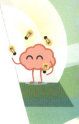

第三节 导致吞咽障碍的常见原因

引起吞咽障碍的原因多种多样,吞咽障碍也可因病因不同而发生于不同部位。

一、神经性疾病

最常见的神经性疾病为神经性吞咽困难,包括脑卒中、各种意外导致的脑外伤、帕金森病、阿尔茨海默病、相应部位的颅脑肿瘤等。

人体的大脑如同中央控制室,指挥与吞咽相关的肌肉活动。一旦大脑中关于吞咽功能的指挥部出现问题,就会引起相关的肌肉无力,从而产生吞咽困难症状,所以,大脑的定位诊断非常重要。如果受损伤的部位(如脑梗死、脑出血、脑外伤、脑肿瘤)正好涉及吞咽的中枢控制,患者就极有可能出现吞咽障碍的症状,并且通常会表现出整个吞咽过程和吞咽时序性出现问题,包括呼吸不协调等。

二、头颈部肿瘤

头颈部肿瘤是一个比较大的概念,主要是指除脑、眼、耳、甲状腺等源于头颈部的任何组织或器官的肿瘤,包括鼻咽部、舌、颊肌、软腭、黏膜、会厌软骨等部位的肿瘤。头颈部肿瘤常用的治疗方法有手术治疗、放射治疗、化学治疗,其中手术治疗与放射治疗后容易出现吞咽障碍。

(一)手术治疗

手术治疗后患病部位通常会有不同程度的缺损,而头颈部与吞咽动作密不可分,所以手术后均有可能造成一定的吞咽问题,可能是咀嚼食物、运送食物出现障碍,也可能是吞咽时发生呛咳或出现难以下咽的情况,有的可能还需要气管切开辅助通气。以上吞咽问题是手术后常见的不良反应。除此之外,还可能出现语言和(或)构音功能受损,面部外观受损，面部、颈部或喉部的麻木感，颈部和肩部的活动受限，甲状腺功能减退等。手术治疗时医生会切除尽可能多的原发肿瘤，但有时这是做不到的，所以手术治疗经常要配合术后的放射治疗和化学治疗。

（二）放射治疗

放射治疗（简称放疗）一般是较小肿瘤或特殊部位肿瘤的首选治疗方法，但是放疗的不良反应也是不可忽视的，包括唾液腺的持久改变而引起持续的口干，口腔溃疡和（或）喉部溃疡，牙齿问题（牙齿脱落等），吞咽费力和疼痛，味觉受损，食欲缺乏，部分皮肤出现红斑和刺激感，相关肌肉因纤维化而变硬和缺乏弹性，放疗部位活动不能或活动困难等。这些不良反应有些是短期的，有些是长期的，有的还可能在放疗结束后相当长的时间才出现，有的可能在放疗后就出现了。因此，放疗的不良反应不容忽视，需要康复治疗的尽早介入，从而减缓不良反应出现的时间，减轻不良反应的影响。

（三）化学治疗

化学治疗（简称化疗）是指用药物作用于肿瘤细胞，但这些药物在人体反应强烈，常引起很多令人难以忍受的不良反应。

三、其他相关疾病

除上述的神经性疾病、头颈部肿瘤外，从口腔到胃的其他疾病也可能引起吞咽困难。这些吞咽障碍是由于执行吞咽动作的口腔、咽腔和食管组织或器官发生了结构性或功能性的改变所致。有些吞咽障碍是由于局部有异物、炎症导致，是暂时性的，一般不需要饮食的调配或特殊治疗；而有些吞咽障碍患者的病因则是长期的，包括口腔疾病、咽腔疾病和食管疾病，以食管疾病最为多见，包括胃食管反流、食管肿瘤和食管受压等。食管受压常见于颈椎向前增生，压迫食管，导致食物流过的通道变窄，使患者有吞咽费力、难以下咽的感觉，在中老年人群多见。

第一章 认识吞咽障碍

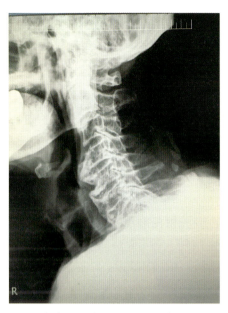

食管压迫在X线片下的表现

四、婴幼儿吞咽障碍

除了成人会出现吞咽障碍外，有些婴幼儿也可能会出现吞咽障碍。婴幼儿的进食动作虽说是与生俱来的，但也需要建立在正常的口腔结构和感知觉的基础上，经过后天的学习逐渐发育成熟。婴幼儿的进食问题非常常见，主要表现为拒绝经口进食、喂养困难，经口喂养无法满足生长发育所需能量而导致生长发育障碍、营养不良，甚至死亡。若婴幼儿吞咽的相关解剖结构（唇腭裂）或感知觉出现异常，或者后天学习过程出现障碍，都有可能导致吞咽障碍。

第四节 吞咽结构和正常吞咽过程

读到这里，人们肯定会很好奇，正常的吞咽过程是怎么样的呢？食物是如何通过口腔进入胃内的呢？中间到底要经过哪些通道，经过怎样的结构呢？如果食物无法顺利吞下去，会容易残留在哪些地方呢？

吞咽的解剖区域包括口腔、舌、咽腔、喉部及食管。食物进入口腔开始往胃部推送的过程就像我们进入"博物馆"一样，有入口有出口，中间还会经过几个"房间"。口就是"博物馆"的"入口"，通过食管到达的胃部就是"博物馆"的"出口"。

一、口腔

食物进入口腔，口腔就是吞咽过程的第一个"房间"。这个房间里有许多"配套设施"，包括上颌、下颌、口唇、牙齿、舌头、口底、硬腭（相当于房间的天花板）、软腭、悬雍垂（口腔内部的"小吊钟"）、腭舌弓、腭咽弓。这些"配套设施"可不是无用的摆设，每个结构都有其存在的意义。

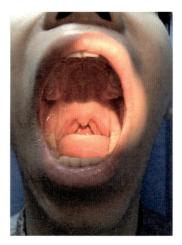

口腔内观

（一）口腔的基本结构

口正常的闭合可以保证食物在口腔内不会外流，若是唇部闭合不好，就可能出现流涎的情况。牙齿可以帮助我们更好地咬合咀嚼和碾碎食物。

第一章 认识吞咽障碍

口腔的顶部是由硬腭、软腭及悬雍垂组成的。

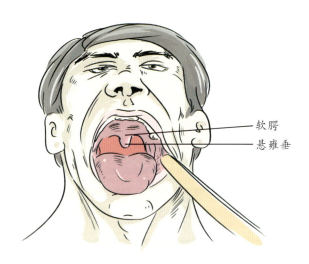

软腭、悬雍垂

口腔的结构组成或产生的凹陷对于吞咽也很重要，因为吞咽异常的患者经常会有食物或液体堆积在这些自然形成的空间内，而患者通常会向医生描述成进食后仍然有食物残留在牙龈前方及两侧牙龈旁或口腔

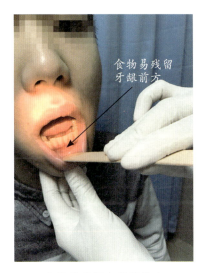

食物易残留在牙龈前方

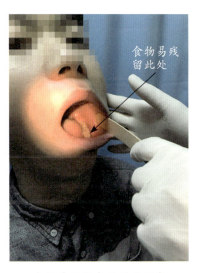

食物易残留在两侧牙龈旁

内。如果口腔的结构遭到破坏，口腔的吞咽功能障碍必然会影响吞咽动作的正常进行。

（二）唾液腺

吞咽活动的口腔期除了有食团的咀嚼外，还包括食物和唾液的混合。食物由口腔进入食管前，需要与唾液充分混合用来稀释和润滑食团，以便更好地吞咽。这些唾液均来自口腔的腺体，包括腮腺、下颌下腺和舌下腺，这三大腺体又称为唾液腺。

头颈部肿瘤的患者在进行放疗后最常见的后遗症就是口干，主要是因为放疗的部位包括唾液腺，放疗后导致腺体功能障碍，继而唾液分泌减少。

（三）口腔的主要肌肉与骨骼

构成口底的主要肌肉有三块，即下颌舌骨肌、颏舌骨肌及二腹肌前腹。这些肌肉都是前连接下颌主体，后连接舌骨主体。舌骨是舌的地基，舌的主体置于舌骨上，舌骨埋藏于舌底，没有与任何其他骨和关节相连。舌骨借助口底部肌肉、二腹肌后腹和茎突舌骨肌悬吊在软组织中。

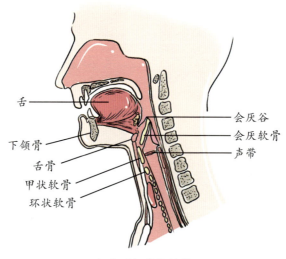

与吞咽相关的结构

第一章 认识吞咽障碍

二、舌

（一）舌的组成

按照吞咽的功能，可以将舌分为口舌部和咽舌部。口舌部包括舌尖、舌体（舌的前 2/3 部分），咽舌部主要是舌根部（舌的后 1/3 部分）。口舌部在说话和吞咽的口腔期很活跃，由大脑皮质和自主神经控制，可以随我们的意志而运动；咽舌部（舌根部）在吞咽的咽期颇为活跃，主要由非自主神经控制，不能随我们的意志而自由活动，它的中央控制区位于大脑的脑干处，但也可以进行部分自主性的控制。

舌是由一层坚实的肌肉组成的片状物，它占据了人体口腔的大部分空间。舌极其柔软，且形状很容易改变，因此舌可用来品尝、挤压、吞咽食物，还可以帮助我们说话和发声。在舌的表面，是许多叫作乳头的突起，它们看起来有点粗糙，在乳头上有许多味蕾。

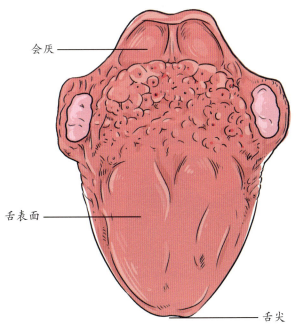

舌前面观解剖图

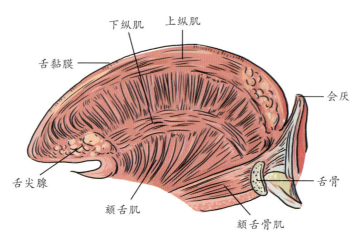

舌侧面观解剖图

（二）舌骨运动与吞咽功能的关系

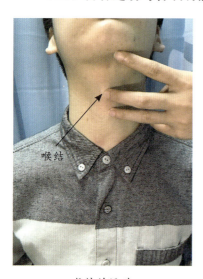

喉结的运动

喉部从舌骨开始，通过甲状舌骨韧带和甲状舌骨肌悬吊着，所以，当舌骨上升、往前移动时，喉部就会跟着往上、往前移动。类似于"扯线木偶"，舌骨就是那条"控制线"，而"木偶"就是舌喉复合体，舌骨的前上运动带动着整个喉部的上抬，因此，当舌运动不足时，就会导致整个喉部上抬不足，食团难以下咽，进而出现吞咽困难。舌不仅可以帮助食团向咽部移送，也能使整个吞咽过程更顺畅、省力。在较瘦的男性，喉部可以观察到吞咽时喉结的上下移动。

三、咽部

咽部与吞咽、呼吸、发声的关系极为密切，是呼吸与消化的必经通道。咽部从上至下可分为鼻咽、口咽、喉咽三部分，其中与吞咽最密切的是

第一章 认识吞咽障碍

口咽和喉咽。

(一)口咽部

口咽部有一个重要的结构是会厌软骨,它与舌根之间的黏膜形成一个凹陷,这个凹陷称为会厌谷。通常会厌谷的容积为 8~10ml,在正常的吞咽过程中,食物与水也可能滞留于此,而吞咽障碍患者的咽部感觉和运动控制较差,常难以意识到或清除干净会厌谷中的食物残留,就容易出现呛咳或误吸入气管,长期下来,则并发吸入性肺炎。

(二)喉咽部

喉咽位于喉复合体的背侧,介于会厌软骨上缘与环状软骨下缘之间。喉咽上宽下窄,其下段是咽腔最窄处,只有约 1.5cm 宽。喉口前高后低,将喉咽上段分隔为左右两部分,喉口与侧咽壁间形成凹窝状下陷,称为梨状隐窝,俗称梨状窦,吞咽时食物易滞留于此凹陷中。

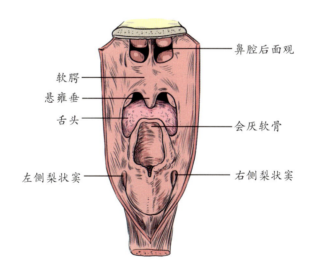

梨状窦

(三)与吞咽密切相关的肌群

整个咽部主要有两大肌群,斜行的咽缩肌群和纵行的咽提肌群。在吞咽过程中,咽缩肌群自上而下依次收缩,挤压食团向下运行;咽提肌群收缩上提咽、喉，在喉肌配合下关闭喉口，封闭鼻咽。食团从舌根与会厌软骨之间，分别流经喉口两侧的梨状窦，而后汇入喉咽，进入食管。

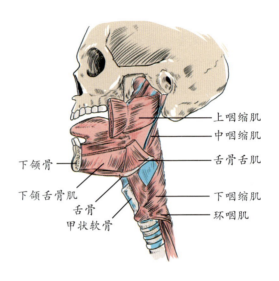

吞咽相关肌肉

环咽肌是食管上段的主要肌肉，环咽肌在食管上方主要充当"双向阀门"的作用，可以使食团进入食管，也可以使呕吐物和气体由食管进入咽部。

四、喉

喉是一个开放的腔道，它位于舌骨上方，上通喉咽，下接气管。在舌根处，咽部开口向喉部，而会厌软骨就像阀门一样，可以避免食物在吞咽时进入气管（呼吸道）。

在咽部吞咽食物的一瞬间喉口是关闭的，呼吸是暂停的，这样食物才能顺利从食管通过，若喉口在此时不适宜地开放了（也就是"偷偷"的呼吸了），就会使食物误入喉口，甚至进入气管而引起呛咳。俗话说食不言、寝不语，就是因为吃东西时说话会打开呼吸道，进而容易导致呛咳的发生。

第一章　认识吞咽障碍

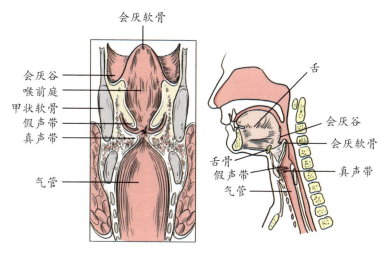

喉部内部结构 1

喉部一共有三道门，第一道门是最上面的结构，即会厌软骨与杓会厌襞；第二道门是杓状软骨、会厌软骨基底部和假声带；最下面靠近气管入口位置的第三道门就是真声带，当食物进入气管前，真声带就是保护呼吸道的最后一道防线。喉部的三道门从咽开始，使喉部完全关闭，防止吞咽时食团或液体呛入气管。

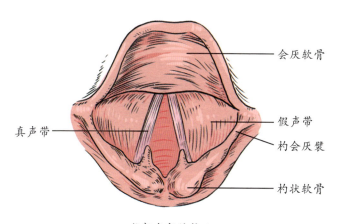

喉部内部结构 2

五、食管

食管分为颈段、胸段、腹段。在颈段，食管位于气管后方，因此气管的后壁也是食管的前壁。当食管异物较大时，会推移气管腔壁，压迫气管，引起呼吸困难。气管外伤时也常伴有食管损伤，可引起吞咽障碍。

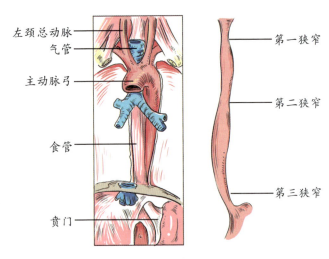

食管前面观解剖图

六、正常的吞咽过程

正常吞咽是一个流畅、协调的过程。吞咽过程需要通过五个"房间"、五个"门"的相互配合才能使食团顺利从口腔到达胃部。五个"房间"分别是口腔、鼻腔、咽腔、喉前庭、食管，五个"门"自外向内依次是口唇，舌和软腭形成的门，软腭和咽部形成的门，喉前庭处的门（其实有三层），食管上部的环咽肌。正常的吞咽动作需要每个"房间"的空间按照一定的顺序扩大和缩小，每个"房间"的"门"按照一定顺序的开关才能顺利完成。

第一章 认识吞咽障碍

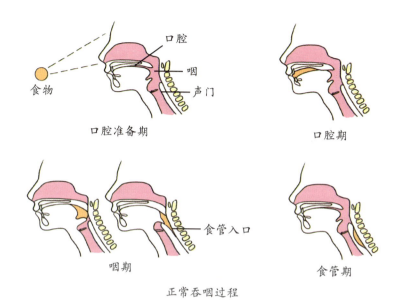

正常吞咽过程

根据这些"房间"和"门"的特点,一般把正常的吞咽活动分为四期:口腔准备期、口腔期、咽期和食管期。口腔准备期和口腔期是可以随人们的意志自由控制的,而咽期和食管期则是人体自动完成的,不能由人们的意志而改变。

(一)口腔准备期

能辨识食物接近口腔以及要放置口中的感觉,对开始口腔准备动作极为重要。口腔准备期时,人们会依据食物的黏稠性以及个人品尝食物时放入口中的食物量而做不同的活动准备。食物放入口中时,需要口面部肌肉的配合,如口唇会保持紧闭的状态以保证食物或液体不会掉出唇外;另外还需要通畅的鼻腔来进行呼吸,通过舌的活动控制完成大多数食团的位置摆放和运送。在口腔准备期,喉部与咽部处于静止状态,避免食团过早地脱离口腔进入咽腔。如果患者丧失了口腔准备期控制部分食团的能力,就会使这部分食团持续往下进入咽部,进而滑向开放的呼吸道,引起吞咽前的呛咳或误吸。

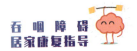

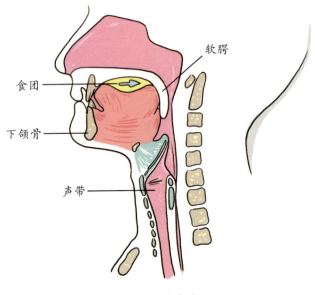

口腔准备期

（二）口腔期

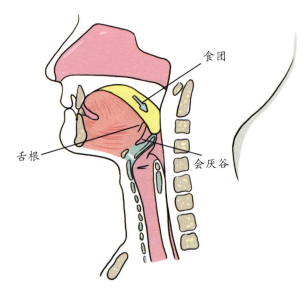

口腔期

第一章 认识吞咽障碍

口腔期是指咀嚼食物形成食团后运送至咽部的阶段,主要是食团的形成和运送到咽部的过程。正常的口腔期条件:①完好的唇部力量,防止食物从口腔流出;②良好的咀嚼力,将食物磨碎成食团;③灵活的舌运动,将食团向后推送;④完好的两侧面颊肌肉运动,控制食物不残留于两侧颊沟;⑤正常的"腭咽闭合",确保顺畅的呼吸。若上述功能结构异常,将会产生不同程度的口腔期吞咽障碍。

(三)咽期

咽期是指吞咽动作开始于食团进入咽,结束于环咽肌松弛且食团进入食管的过程。咽期是吞咽的最关键时期,喉部必须闭合,防止食团进入呼吸道(气管)。食团通过咽部仅持续0.8~1.0秒,这个时间有许多功能活动同步发生,而且这些活动都是不随人体意志改变的,一旦启动后,是不可逆的,也是不可随意停止的。若没有良好的喉部保护机制,咽期是最容易发生误吸的。

咽期包括吞咽的启动和生理吞咽活动。

(1)在口腔期,舌推动食团运送至吞咽启动点(大约在舌根位置),口腔期即结束,咽期吞咽就开始启动了。一旦食物过了吞咽启动点仍没有启动吞咽动作,就是吞咽启动延迟。

(2)在吞咽启动后会带动一系列的生理吞咽活动:①软腭上抬与后缩,阻止食物进入鼻腔;②舌骨和喉部上抬前移,可向下推送食团,打开环咽肌;③喉部闭合,防止食团误入呼吸道(单次吞咽需要闭合0.3~0.6秒,连续喝水需要闭合超过5秒);④舌根下降和后缩,并与前突的后咽壁接触,增加食团的动力,防止食物重新进入口中;⑤咽缩肌自上而下规律收缩,挤压食团向下;⑥会厌软骨向下反转,覆盖喉前庭;⑦环咽肌开放,使食团进入食管。

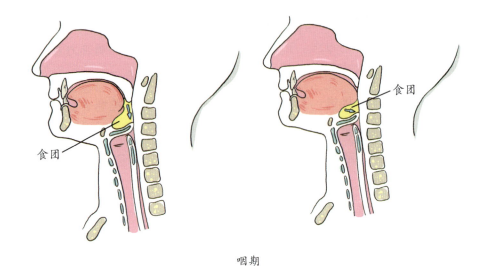

咽期

（四）食管期

食管期是指食物通过食管进入胃的过程，这个时期是食物通过时间最长的一个时期，持续6~10秒。

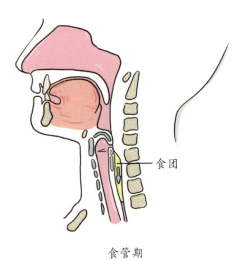

食管期

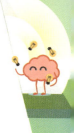

第五节 吞咽障碍的康复治疗

引起吞咽障碍的疾病多种多样，不同的疾病对人体的影响不同，引起的吞咽障碍部位也不同，对于康复治疗的预后也不一样。

一、神经性疾病

神经系统损伤和病变可引起吞咽障碍，这种障碍通常表现在口腔期和咽期的运动感觉功能问题较多。引起吞咽障碍的神经系统疾病包括脑卒中、帕金森病、重症肌无力、脑外伤、阿尔茨海默病和其他类型的痴呆、格林巴利综合征、多发性神经病；神经瘤和其他的结构问题，原发性脑肿瘤、脑干内外肿瘤、颅底肿瘤、延髓空洞症、多发性硬化；感染性疾病，如慢性感染性脑膜炎等。其中较常见的神经性疾病有脑卒中、帕金森病、脑外伤、阿尔茨海默病等。

非进展性疾病引起的吞咽障碍比进展性疾病引起的吞咽障碍预后较好。例如，脑卒中引起的吞咽障碍，在进行适宜的康复治疗后，一般都有明显的改善。吞咽障碍的预后也受到许多因素的制约，如疾病本身的严重程度、病变的部位、患者的主动性和依从性、患者自身的身体状态（如是否伴有慢性阻塞性肺疾病、冠心病等其他基础疾病）、年龄、患者是否存在认知障碍、家属的支持等。

对于病情较重、状态比较差的患者，是不是就不需要进行吞咽康复治疗呢？当然不是！在进行治疗前，治疗师会根据患者的具体情况进行系统评估，制订不同的康复目标和治疗计划。对于病情较重的患者，只要病情稳定，就可介入康复治疗，而且意义更大，因为尽早吞咽康复，能够有效地减少肺炎等并发症的发生，促进患者的疾病恢复。

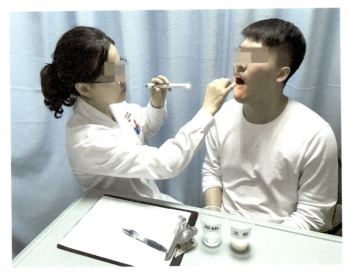

治疗师会诊评估

二、头颈部肿瘤

很多头颈部肿瘤的患者都伴有不同程度的吞咽困难，如鼻咽癌、舌癌、喉癌、甲状腺肿瘤等。有些吞咽障碍的症状是由于疾病本身直接导致的，有些则是在疾病的治疗过程引起的。肿瘤治疗后发生的吞咽障碍目前主要认为是由于吞咽器官运动功能下降所致，表现为吞咽过程的延长，咽喉、食管打开受限，吞咽后食物残留和唾液处理能力下降，误吸的风险增加。鼻咽肿瘤等头颈部肿瘤放疗后所引起的吞咽困难一般是不可逆的，而且是进展性的。由于放疗后吞咽相关的组织结构发生纤维化改变，这种后遗症随着时间的流逝逐渐加重且不可恢复。放疗后出现后遗症的时间也存在个体差异，有的几天、几个月，有的几年、几十年。

对于此类患者吞咽康复治疗介入越早越好。虽然这些后遗症一旦出现即不可逆，也会日益加重，但尽早地康复介入可以帮助患者延缓后遗症的出现和进展，尽可能地帮助患者维持现有的功能状态，提高生活质量。对于吞咽障碍的患者，只要病情稳定且能够耐受，都需要尽早进行

第一章 认识吞咽障碍

吞咽功能的康复治疗。治疗师应根据患者的具体情况制订相应的治疗目标和治疗计划。不同的疾病有不同的预后,也有不同的治疗目标和计划,医护人员需要与患者及其家属做好宣教和沟通工作。

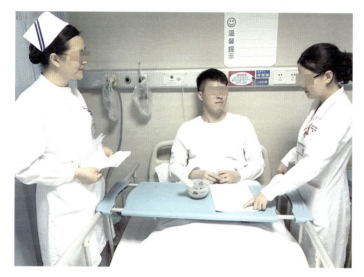

吞咽宣教

第六节 发现吞咽障碍后的医疗帮助

吞咽障碍患者的治疗都是在康复医学科进行的。吞咽障碍的治疗是由专业的治疗团队共同协作完成,其中包括康复医生、护士、吞咽治疗师、物理治疗师、作业治疗师、康复治疗师、言语治疗师等,这就需要建立一个有效的康复治疗转诊机制,避免患者误诊或耽误治疗。

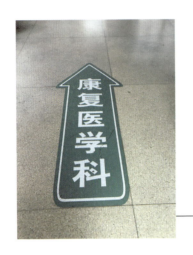
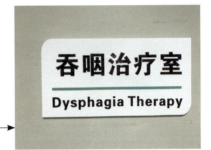

住院患者可以通过院内的转诊或会诊至相关的康复科室，门诊的患者可通过康复门诊就医咨询。目前国内有的医院已经开设吞咽治疗门诊、吞咽护理门诊，可以有针对性地接诊相关的吞咽障碍患者。关于吞咽障碍的评估与治疗，康复科有相应针对性的管理流程。能够主动配合的患者，由主管护士先对其进行吞咽功能的前期筛查，通过后可在护士监督下进食第一餐饮食。

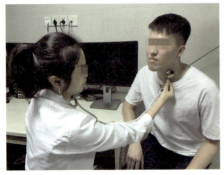
咨询评估

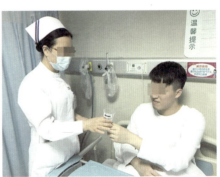
护士前期筛查

第一章 认识吞咽障碍

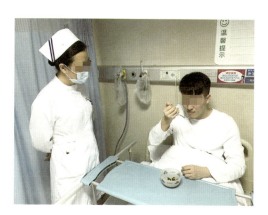

护士监督下自主进食

筛查未通过的患者或有意识障碍、管饲饮食的患者,则转至吞咽治疗室,由吞咽治疗师进一步会诊评估。经吞咽治疗师评估后不可自主进食或进水的患者,可通过吞咽造影、纤维喉镜、咽腔测压等仪器进行诊断性评估。

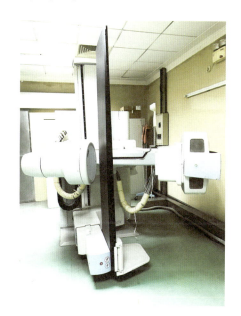

吞咽造影

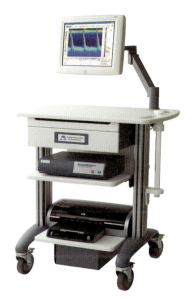

咽腔测压仪器

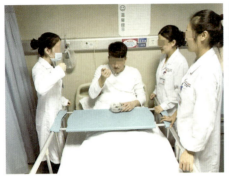
治疗团队会诊

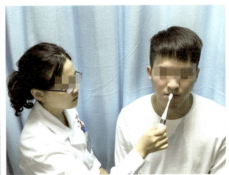
吞咽训练

通过系统的吞咽评估后，吞咽治疗团队将根据患者的具体情况制订个体化的治疗计划，并进行针对性的吞咽训练，同时对患者及其家属进行饮食宣教。整个治疗过程中，治疗方案不是一成不变的，吞咽治疗团队会定期重新评估患者的吞咽功能，适时调整治疗方案。

（温璐璐　于　丁）

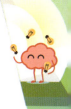

第二章 诊断吞咽障碍

第一节 发生吞咽障碍的高危信号

吞咽障碍有哪些高危信号呢？哪些疾病或因素又与吞咽障碍有关呢？大家可通过以下讲解来揭开吞咽障碍的"神秘面纱"。

一、高龄

吞咽障碍与年龄息息相关，年龄越大，患有吞咽障碍的概率越高。据流行病学调查统计，美国60岁以上一般身体状况良好的老年人中，约50%患有不同程度的吞咽障碍。因为老年人肌肉力量减弱，结缔组织弹性下降，导致吞咽运动的力量与速度下降，出现吞咽障碍。

二、头颈部肿瘤

头颈部肿瘤患者容易出现不同程度的吞咽困难。研究显示，近年来我国头颈部肿瘤的年发病率为15.22/10万。按照发病部位统计，头颈部肿瘤的发病率由高至低依次为喉（32.1%）、甲状腺（19.6%）、口腔（16.1%）、鼻咽（14.6%）、下咽（1.5%）。国外研究显示，67%的头颈部肿瘤患者存在不同程度的吞咽障碍。吞咽障碍可由肿瘤本身直接导致，也可由肿瘤的治疗过程包括头颈部肿瘤的手术治疗与放疗所致，无论是手术治疗还是放疗，若损伤的部位涉及吞咽相关的肌肉与组织结构，都会对吞咽功能造成影响。放疗往往比手术治疗更容易导致吞咽障碍的发生与进展性的恶化。

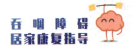

三、发热或肺炎症状

临床上常接诊到将反复出现发热与肺炎症状归因为感冒、受凉等的患者，忽视了表现为发热或肺炎症状的吞咽障碍，因此，仅对发热或肺炎症状进行一般的"对症治疗"，不能解决吞咽障碍这一源头，还会耽误治疗时机，致使病情加重。当发生反复发热或肺炎症状时，经多次对症治疗后仍然复发，就需要警惕吞咽障碍的可能，因为吞咽障碍患者进食或吞咽唾液时，容易将食物与唾液误咽到气管和肺部，导致炎症发生，进而出现发热或肺炎症状。

四、神经性疾病

神经性疾病包括脑卒中、阿尔茨海默病、帕金森病、颅脑损伤、肌萎缩侧索硬化症、肌肉性疾病（如重症肌无力、多发性肌炎、眼咽型肌营养不良、硬皮病）等，这些是吞咽障碍的常见病因，因此，若有以上病史，则需要留心发生吞咽障碍。

五、结构性疾病

颈椎病也是影响吞咽的结构性疾病中较常见的一种。颈 3~6 椎体骨质增生的患者常见有吞咽障碍。

因为正常吞咽功能的重要结构（咽部、喉部与食管）均位于颈椎椎体前方，因此，颈椎骨质增生对咽部与食管的影响较大。咽部相当于从颈 1 椎体延续到颈 5~6 椎体处。食管的开口位于颈 5~6 椎体处。正常情况下，颈椎椎体与前方的咽部、食管部是"和平共处"的。一旦颈椎椎体发生前向的增生，则往前侵占了咽部与食管的"地盘"，咽部与食管的空间变小，食物经过这些位置时受到阻碍，颈椎增生患者就会发生咽下食物费力甚至无法咽下、咽下食物后呛咳、咽下食物后颈部有异物感等吞咽障碍的症状。

第二章 诊断吞咽障碍

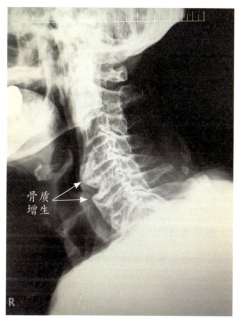

颈椎骨质增生 X 线片

表 2-1 是一个简易识别表,读者可以对照具体内容做出判断。当有两条或两条以上打"√"的,请重视并考虑是否患有吞咽障碍。

表 2-1 吞咽障碍相关因素识别表

吞咽障碍相关因素	具体内容	若是,则打"√"
是否患过这些疾病	头颈部肿瘤	
	脑卒中	
	阿尔茨海默病	
	帕金森病	
	颅脑损伤	
	肌萎缩侧索硬化症	
	肌肉性疾病	

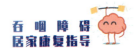

续表

吞咽障碍相关因素	具体内容	若是，则打"√"
是否有过这些症状	流涎	
	咀嚼无力	
	说话模糊	
	吃完东西后口腔里仍滞留较多食物	
	吃东西咳嗽、有痰	
	吃完东西讲话声音有变化	
	咽食物费力	
	吃东西后喉部或颈部有异物感	
	进食后呕吐	
	偏爱特殊食物，如糊状、软食、流质等	
	拒绝进食或饮水	
	进食后呼吸困难	
其他因素	年龄大于60岁	
是否存在这些情况	反复发热或肺炎症状	

第二节　吞咽障碍的筛查

当怀疑有吞咽障碍后，该如何进一步筛查呢？接下来介绍三种简单易行的方法。

一、自我筛查量表

通过完成EAT-10国际自我筛查量表（表2-2）的评分，可初步判

第二章 诊断吞咽障碍

断是否有吞咽障碍。

表 2-2　EAT-10 国际自我筛查量表

筛查项目	分数				
1. 我的吞咽问题已经使我体重减轻	0	1	2	3	4
2. 我的吞咽问题影响我在外进餐					
3. 吞咽液体费力					
4. 吞咽固体食物费力					
5. 吞咽药片（丸）费力					
6. 吞咽时有疼痛感					
7. 我的吞咽问题影响我享用食物时的快感					
8. 我吞咽时有食物卡在喉咙里的感觉					
9. 我吃东西时会咳嗽					
10. 我吞咽时感到紧张					

A 说明：0 没有，1 轻度，2 重度，3 重度，4 严重
B 得分：总分（最高 40 分）
将各题的分数相加，将结果写在这里
C 结果与建议：如果 EAT-10 的评分超过 3 分，可能在吞咽的效率和安全方面存在问题。

二、反复唾液吞咽试验

反复唾液吞咽试验是通过观察患者吞咽唾液的次数和喉部上抬的高度评价其吞咽能力。

（一）操作方法

1. 操作流程

被试者取端坐位，若体力较差不能维持坐位者，可采取半坐卧位。检查者将手指放在被试者的喉结及舌骨处，让被试者尽量快速吞咽多次，喉结和舌骨随着吞咽动作越过手指，检查者通过手指感觉确认吞咽的上下运动，喉结下降即为吞咽的一次完成动作。

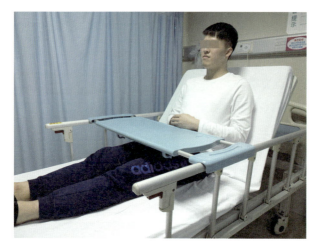

端坐位

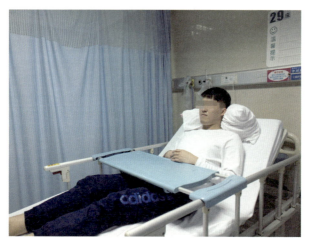

半坐卧位

2. 检查者手指触诊法

检查者将手置于被试者下颌下方,手指张开,食指轻置于下颌骨下方,中指置于舌骨,环指放于甲状软骨上,即喉结最高处。让被试者吞咽唾液,检查者感觉喉结能否上抬接触到中指,以此判断吞咽动作是否正常。一般良好的吞咽动作是喉结能上下移动约2cm。

第二章　诊断吞咽障碍

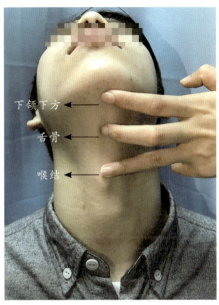

手指触诊法

（1）观察结果：检查者在30秒内观察被试者吞咽动作完成的次数。若大于60岁，则需要完成3次；若小于60岁，则需要完成5次。若次数不达标，且喉结上下移动小于2cm，就可以判断为吞咽功能异常。

（2）注意要点：如果被试者口干，可以在其舌上滴几滴水，再让其吞咽；如果被试者由于认知障碍不能听从指令，可以用沾上冰水的棉签在口腔里进行按摩，通过观察吞咽动作完成的时间与高度判断吞咽是否异常。

三、饮水试验

饮水试验可以直观地观察吞咽时的状况，对评价吞咽功能有较理想的指导作用。

（一）操作方法

被试者单次喝下少量水，即3~5ml，如果家里没有度量工具，可以使用矿泉水盖子进行度量。一般的矿泉水盖子盛满水大约是6ml，被试者每次喝下半杯盖至1杯盖即可。让被试者喝下2~3次，如果没有看到异常情况，再让被试者像平常一样一次喝下30ml水，观察吞咽情况并记录饮水时间。

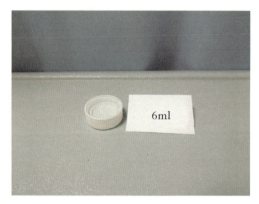

矿泉水瓶盖

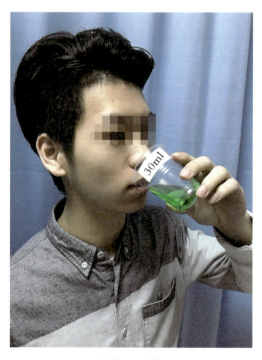

饮用30ml水

（二）观察要点

1. 异常表现

注意观察饮水是否漏出口唇，是否有呛咳，是否喝完水后声音有改变，喝完水后有无呼吸困难或面色变化。

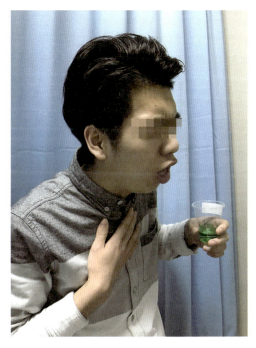

饮水呛咳

2. 记录

饮水时需记录饮水 30ml 所需的时间。

（三）饮水试验评价分级

1. 按照 5 级分级进行饮水试验评价记录

1 级：可一次喝完 30ml 水，无呛咳；

2 级：分两次以上喝完 30ml 水，无呛咳；

3 级：能一次喝完 30ml 水，但有呛咳；

4 级：分两次以上喝完 30ml 水，但有呛咳；

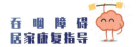

5级：常呛咳，难以全部喝完30ml水。

2. 判断标准

（1）吞咽功能正常：按照饮水试验的5级评价分级，如果在5秒内喝完，分级为1级，没有吞咽异常的表现。

（2）吞咽功能异常：①饮水分级为1级，但出现异常表现；②饮水时间超过5秒，分级在2~5级；③饮用3~5ml水，就出现异常表现。

以上三种方法都是家庭筛查吞咽障碍的简易方法，任何一个结果异常都需要去医院进行吞咽障碍的咨询与诊断性检查。

第三节　吞咽障碍的诊断性检查

随着科技的发展，用于诊断吞咽障碍的检查越来越多，检查功能越来越全面。包括吞咽造影检查、纤维喉镜检查、咽腔测压检查、表面肌电图检查、超声检查、脉冲血氧测定等。每种检查方法都可以提供与吞咽有关的部分信息，包括口腔、咽腔和食管的结构与生理功能，或者患者吞咽异常的表现以及吞咽异常的部位、原因等。临床实践中，医生一般会根据患者的病情需要，选择相应的检查。

一、吞咽造影检查

（一）优点

吞咽造影是在X线透视下，针对口、咽、喉、食管的吞咽动作所进行的特殊造影。吞咽造影检查被认为是诊断吞咽障碍首选的和理想的检查方法，常被评价为吞咽障碍检查的"金标准"，其优点如下。

第二章 诊断吞咽障碍

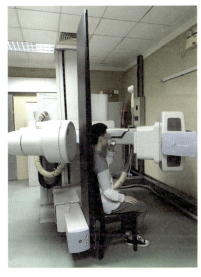
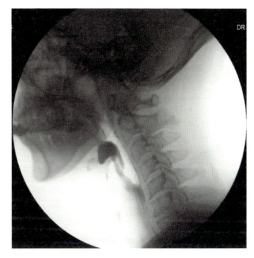

吞咽造影检查　　　　　　　　造影检查影像

（1）可明确患者是否存在吞咽障碍，这是医生与患者最迫切需要知道的。

（2）可观察吞咽的结构和功能有无发生异常，且能分析出发生异常的原因及发生异常的具体部位。

（3）可显示患者有无误吸，帮助医生判断是否并发肺炎或窒息等高度危险的情况。

（4）可指导医生判断患者现阶段的吞咽障碍程度。

（5）是医生给患者选择对应治疗措施和观察治疗效果的依据。

（6）吞咽造影要求的检查设备较简单常见，医院一般都有配备。

（7）吞咽造影是各大医院吞咽检查中开展最多、技术较成熟的影像学检查方法。

（8）费用相对较少，患者经济负担少。

（9）除昏迷及不能配合的患者外，几乎适合所有类型的吞咽障碍患者均可进行该项检查。

（二）吞咽造影检查的流程

1. 造影检查的流程

放射科造影设备准备—含造影剂的食物制作准备—患者体位摆放—患者进食食物/家属喂食—医生观察并录像分析。

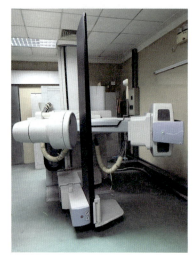

放射科造影设备准备

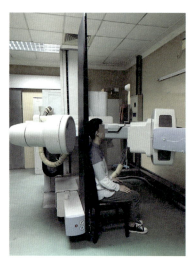

患者体位摆放

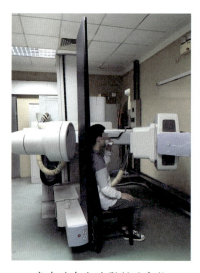

患者进食含造影剂的食物

第二章 诊断吞咽障碍

2. 患者和家属的准备工作

（1）患者保持意识清醒，保持正确体位，能配合医生指令检查。若患者不能很好地配合，家属需要在旁辅助以保证患者安全，防止患者摔倒，并指导配合检查；若有留置鼻饲管，则需要提前拔出。

（2）家属需要准备好配合检查的食物。如果患者有特殊的食物爱好，可以选择其喜爱的食物。一般需要准备的食物包括流质食物，如稀薄牛奶、奶茶或饮用水；糊状食物，如米糊、稠酸奶；固体食物，如米饭、馒头、饼干等。

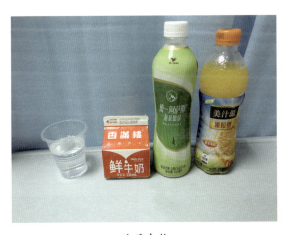

流质食物

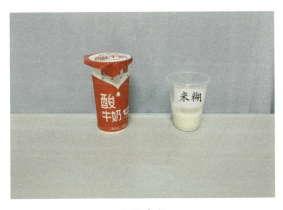

糊状食物

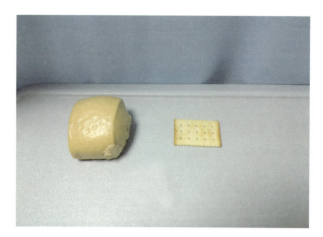

固体食物

（3）家属喂食技巧的学习：①医生根据患者的不同情况，指导家属把食物放置在患者舌面的中部、后部或左/右侧口角处；②医生一般会要求患者进食不同分量的某种食物，所以会给出"请喂食3ml××食物/5ml××食物"的指令。家属应按照正确的指令选择分量来完成。

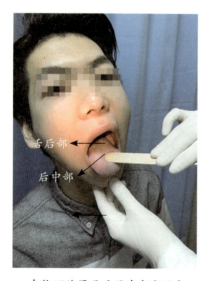

食物可放置于舌面中部或后部

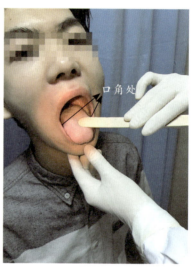

食物可放置于左/右口角处

第二章 诊断吞咽障碍

3. 含造影剂食物的制作准备

负责检查的医生用家属准备好的食物，加上造影剂混合，完成食物的制作过程。造影剂的选择有含碘的水样造影剂和硫酸钡混悬液，各有优缺点。一般选择硫酸钡混悬液，因为其味道较好，浓度易于控制，可以调配出不同性状、接近自然进食状态的食物，患者容易接受。

（1）硫酸钡混悬液：将硫酸钡粉剂加适量的水调制而成，一般不能太稀，可用200mg硫酸钡加入300ml水中，均匀调成硫酸钡混悬液。

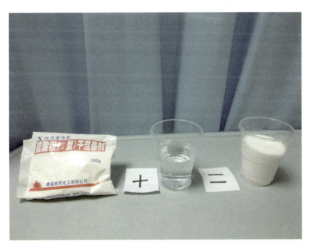

制作硫酸钡混悬液

（2）流质食物：性状如饮用水一般。如果患者没有特殊味道的爱好，可以直接使用上述制作的硫酸钡混悬液。如果有特殊味道的爱好，可在硫酸钡混悬液中加入其他食物，增加风味，但不能影响食物的流质性状。可以根据患者的喜好添加咖啡、奶茶、牛奶、果汁等，量不宜过多，以免影响造影剂的浓度，导致观察不清。

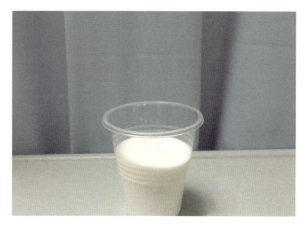

制作流质食物

（3）浓流质食物：性状如蜂蜜一般。制作方法比较简单，将流质食物加入食物增稠剂，搅拌均匀，调成稀蜂蜜状。

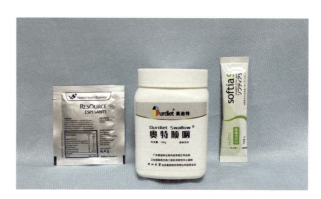

食物增稠剂

（4）糊状食物：性状如米糊一般，较黏稠。可以将流质食物加入更多食物增稠剂调成糊状即可，也可以采用市售的米糊或芝麻糊粉，调入适量的硫酸钡混悬液，搅拌均匀，形成糊状。

（5）固体食物：一般可以用饼干或馒头作为原材料，然后在饼干或馒头的表面涂上糊状的硫酸钡混悬液。

第二章 诊断吞咽障碍

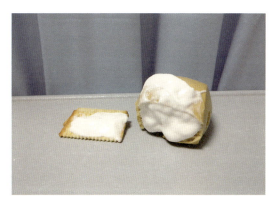

涂上硫酸钡混悬液的固体食物

(三)吞咽造影检查的结果

吞咽造影检查能全面地观察到口腔期、咽期、食管期的动态情况。

1. 口腔期

口腔期主要可以观察到唇部、舌、软腭的活动情况。口腔期常见的异常情况是食物在口腔内停留时间过长,或者吞咽后口腔内仍有食物残留。

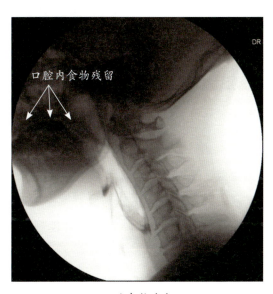

口腔食物残留

2. 咽期

咽期主要可以观察到咽部肌肉活动、气道关闭情况与喉部活动等。常见的异常情况如下。

（1）误吸：这是吞咽造影检查的重点观察内容。误吸是指造影剂或食物进入气道及肺部的情况。误吸会造成肺部感染，表现为发热、咳嗽、咳痰或呼吸功能下降等。

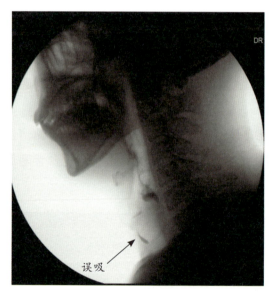

食物误吸

（2）滞留：吞咽前，食物和造影剂堆积在会厌谷或梨状窦时的情况。若患者有滞留情况，会表现为进食食物需要吞咽多次才能清除，大部分患者自述为"吃一口食物，需要咽几次，咽喉才能咽干净"。

第二章 诊断吞咽障碍

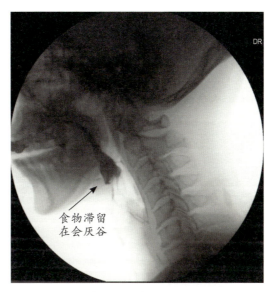

食物滞留在会厌谷

（3）残留：吞咽完成后，仍有食物和造影剂留在会厌谷或梨状窦的情况。患者一般自述为"吃一口食物，咽了多次，咽喉仍感觉有食物在"。

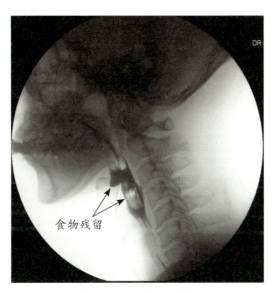

食物残留于会厌谷与梨状窦

（4）反流：造影剂从咽腔向上反流入鼻腔或口腔的情况。这在头颈部肿瘤放疗后较多见，患者平常进食时，咽下的食物从鼻腔流出或者返回口腔。

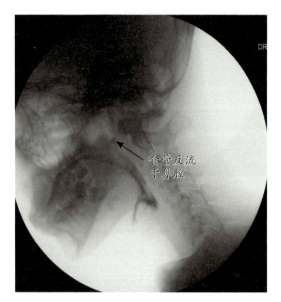

食物反流于鼻腔

3. 食管期

食管期主要观察食管上部肌肉开放与关闭的能力与协调性等。常见的异常情况是食管上部肌肉开放不完全或完全不开放，口、咽、食管三者活动不协调。此时患者表现为进食费力，有难以下咽感，进食后颈部有异物感，或者出现呕吐、呛咳等。

第二章 诊断吞咽障碍

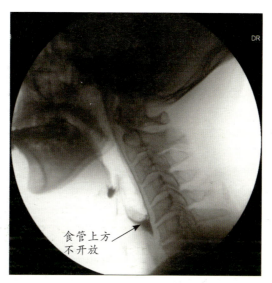

食管上方不开放

（四）吞咽造影检查的不足

1. 检查方法

吞咽造影检查需要在X线透视下进行。对于行走方便的患者来说无影响，但大部分吞咽障碍患者都是神经系统出现障碍的人群，这部分人大多不能行走，有些甚至不能稳坐，将他们转移至放射科比较费时、费力，需要多个人的辅助。

2. 体位的要求限制

吞咽造影检查不同于传统的胃肠造影检查。胃肠造影检查是采取多种卧位进行的，而吞咽造影需要采取站位或坐位进行，头颈部尽量保持直立或稍低头。如果患者不能安全站稳，一般采取坐位进行；如果不能保持坐稳的，就需要用固定绑带将其稳妥固定在座椅上。有些医院的放射科操作设备不一定能容纳座椅，固定患者体位就比较困难。

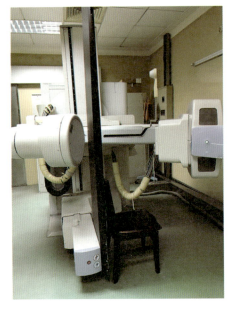 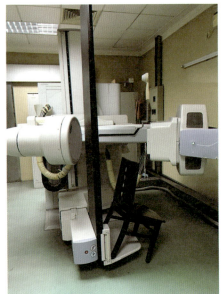

可以放置椅子的放射科设备　　　　　　不能容纳椅子的放射科设备

3. 风险

（1）X线辐射：吞咽造影检查需要被检查者暴露于X线下，因此会遭受少量的X线辐射，这是不可避免的。但无须过多担忧，因为这种辐射量较少。数据显示，每拍一次X线片，人体大概会接受0.02mSv的辐射量。实际上人体能够承受多少辐射量呢？有科学研究表明，人体可接受辐射剂量一年内不超过200mSv，则不会引起身体危害。因此，一次吞咽造影X线辐射对身体的影响是微乎其微的。

（2）误吸风险：吞咽障碍常见的不良后果是误吸。在造影检查中，患者由于吞咽功能缺陷，也会出现误吸的情况，且造影时误吸的食物是带有造影剂的。如果使用硫酸钡混悬液作为造影剂，则会有少量硫酸钡误吸入肺部，硫酸钡不能被人体吸收，所以误吸入肺部会有少量沉积。但造影检查过程中，医生使用硫酸钡的量一般极少，患者如果出现了误吸，也会通过自身咳嗽和体位振动排痰等方法将硫酸钡从体内排出。

第二章 诊断吞咽障碍

4. 观察的局限性

吞咽造影对吞咽功能和结构的观察也有部分局限,如不能反映咽腔横截面体积,缺乏对咽部的分析数据,不能区分神经肌肉源性疾病与其他疾病的差别,不能发现咽喉部是否有唾液残留,不能定量分析咽部肌肉收缩力和食物的内部压力,也不能反映咽部的感觉功能等。

临床上除了使用吞咽造影作为首选检查外,还会根据患者具体病情的需要,选择其他的检查手段。

二、纤维喉镜检查

(一)器械配备

纤维喉镜检查(简称喉镜检查)需要的基本设备包括一个纤维光学内镜、光源和一个视频记录系统。

(二)喉镜检查的流程

患者鼻腔麻醉—将软管喉镜经一侧鼻腔伸至气管入口处—直视下观察上、中、下咽喉腔内如会厌软骨、梨状隐窝、咽后壁、声门、杓状软骨、气管入口、食管入口等的解剖结构和功能状况—使患者吞咽经亚甲蓝染色成蓝色的不同黏稠度的食物—直接观察吞咽过程,评价吞咽功能及判断误吸程度。整个过程相当于将一个小型摄像头从鼻腔伸进,用视频记录摄像头经过各个位置的情况,并记录患者进食时各器官结构活动的情形与功能。

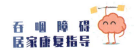

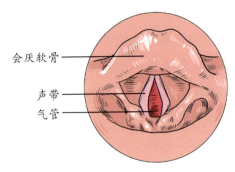

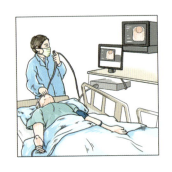

纤维喉镜检查

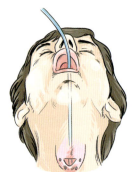

（三）喉镜检查的内容

（1）检查咽部、喉部结构是否正常。

（2）检查咽喉部有无异常的分泌物堆积，如痰液、唾液等。

（3）检查进食时，咽喉部各结构的运动与感觉是否正常与协调。

（4）检查进食时，食物有没有进入气道，声带上是否有蓝色染料黏附，判断有无误吸发生。

（四）喉镜检查的特点

1. 优势

（1）影像清晰：喉镜检查是用高分辨率摄像机来传输影像的，对鼻咽部到喉咽部的解剖结构与功能观察更清晰，更直接。

第二章　诊断吞咽障碍

（2）能进行感觉评估与分泌物评估：喉镜检查可以观察吞咽功能障碍患者的感觉运动，尤其是咽部与喉部的感觉运动；除此之外，喉镜检查还能评估患者分泌物的残留情况。

（3）方便且无辐射：喉镜检查所需要的器械容易携带，可移动，因此可以在病房或其他地方应用，避免患者转移。此外，喉镜检查没有X线辐射，即使多次反复检查，也不存在X线对人体损害的担忧。

2. 劣势

（1）适用人群局限：喉镜检查只能进行鼻咽部到喉咽部的功能观察，因此喉镜检查适合于脑神经病变、手术、外伤及解剖结构异常导致的吞咽功能障碍患者，以及分泌物如唾液误吸等吞咽障碍患者。

（2）观察限制：喉镜检查时，患者需要进食食物来观察吞咽功能。但当吞咽的食物盖住喉镜的视野时，就不能形成影像，影响观察。

（3）不适感：喉镜检查是将光纤内镜从鼻腔探入，一直探到气管入口上方，即使操作前用麻醉剂喷入鼻腔内，但患者仍会有不适感。

三、咽腔测压检查

（一）器械配备

临床上使用的咽腔测压设备包括灌注导管系统和固态导管系统，由于吞咽过程中咽期和食管期压力变化较快，一般使用带有环周压力感应器的固体测压管进行吞咽功能评估。

（二）咽腔测压检查的流程

如果使用固体导管系统，患者可采取坐位，若使用灌注导管系统，则需要采取侧卧位。操作流程：经鼻孔或口腔插入测压导管—让患者吞咽唾液、饮用少量水或进食不同性状的食物—通过测压导管上的传感器来测量吞咽肌肉收缩力量的协调性。

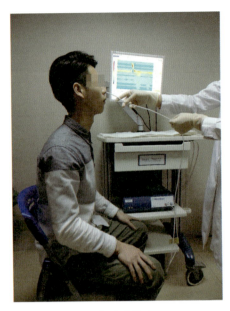

咽腔测压检查

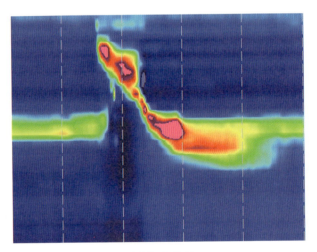

测压检查结果

（三）咽腔测压检查的结果

1. 正常咽腔测压结果

吞咽时，咽部肌肉顺次收缩，把食团向前推送，与此同时，食管上括约肌由静息时的紧张性收缩状态完全松弛下来，内部压力急剧下降至等于甚至低于大气压，向下吸引食团，环咽肌开放，食团通过开放的食管上括约肌进入食管，整个吞咽过程各部位之间的协调性非常好。

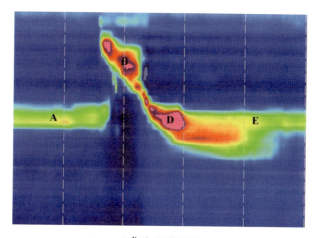

正常吞咽测压图

A：静息时，食管上括约肌处于紧张性收缩状态，表现为一条黄绿色的压力带；B：吞咽开始时，咽部肌肉先收缩，咽腔压力快速上升至最大；C：食管上括约肌完全松弛开放，表现为等于或低于大气压的深蓝色压力带；D：食团通过后，食管上括约肌用力收缩关闭，表现为紫红色的高压带；E：吞咽完成后，食管上括约肌逐渐恢复静息状态，重新变为黄绿色压力带。

2. 异常咽腔测压结果

（1）咽部肌肉收缩无力，食管上括约肌正常开放。主要表现为咽部压力极低，甚至接近大气压，咽部肌肉收缩力量明显减弱，但食管上括约肌仍可完全松弛开放。这表明食管上括约肌弹性良好，吞咽协调性保留。这种情况下，患者可经口进食流质食物，但固体食物可能难以下咽。

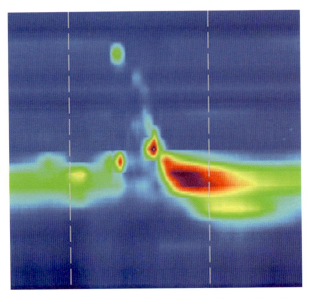

咽部肌肉收缩无力,食管上括约肌正常开放测压图

(2)咽部肌肉收缩正常,食管上括约肌完全不开放。主要表现为咽部压力正常,咽部肌肉收缩功能正常,但食管上括约肌完全不松弛、不开放。这表明食管上括约肌弹性差,吞咽协调性差。这种情况下,患者渗漏、误吸的发生率较高,基本不能经口进食。

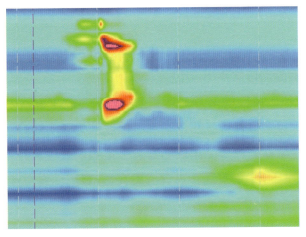

咽部肌肉收缩正常,食管上括约肌完全不开放测压图

第二章 诊断吞咽障碍

（四）咽腔测压检查的特点

咽腔测压检查能对吞咽功能进行数据化分析，尤其擅长分析咽期和食管期运动功能障碍的疑难病例和非典型病例。

四、其他检查方法介绍

（一）表面肌电图检查

表面肌电图检查是将电极贴于参与吞咽活动的肌肉表面，用来检查吞咽时肌肉活动的生物电信号。它是一种无放射性、简单、快速的评估方法。

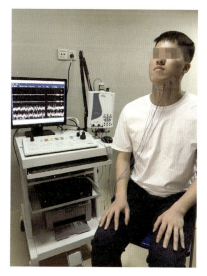
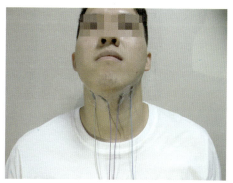

表面肌电图检查

1. 优势

表面肌电图提供了一种直接评估口腔和咽部肌肉在舒张、收缩时引起的生物电活动，它是无创性的检查方法，适合于检查口咽部神经肌肉疾病引起的吞咽障碍。

2. 劣势

表面肌电图检查不能观察到吞咽活动时各个吞咽结构的顺序性活动

与功能情况、食物运动、误吸情况等信息。因此，一般与吞咽造影检查同步进行，分析吞咽时肌电信号与生物力学之间的关系。临床上还可利用表面肌电的反馈技术进行吞咽功能训练。

（二）超声检查

超声检查是一种无射线辐射的非侵入性检查，可在病床边进行，它的动态可视图像还能为患者进行吞咽功能的生物反馈治疗。

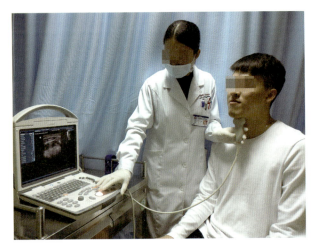

超声检查

1. 检查方法

医生手持超声探头放置在下颌下，并旋转90°，观察舌肌和口腔内部软组织的结构和运动、舌表面以上的吞咽功能、舌的运动功能及舌骨与喉的提升、咽腔侧壁的运动等。

第二章　诊断吞咽障碍

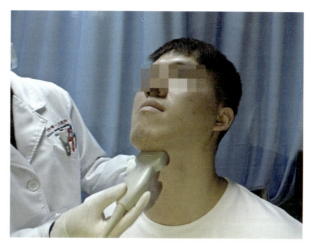

超声检查操作图

2. 优势

与其他检查相比，超声检查对于发现舌的异常运动有明显的优越性。由于超声检查是无创性检查，检查过程中无任何不适感，尤其适用于配合不良的儿童患者。

3. 劣势

超声检查也有自身的局限性。由于超声无法穿透骨和软骨，一般只能观察到吞咽过程的某一阶段，仅限于口腔内的肌肉组织。由于咽喉中气体的影响，超声检查不能得到食管上括约肌的清晰影像。

（三）脉冲血氧测定

有研究表明，大多数吞咽障碍患者出现误吸时，血氧饱和度下降超过2%，吞咽后2分钟测得的血氧值与误吸有相关性。因此，吞咽障碍患者用脉冲血氧测定可以判断是否有误吸的发生。

1. 测量方法

将脉冲血氧饱和度检测仪的电极置于指尖、足尖或耳垂处，就可以直接读出血氧饱和度。目前，脉冲血氧饱和度检测仪普遍采用塑料指夹套在手指上，可以保持手指与发光管的稳定接触并屏蔽外界光的干扰。

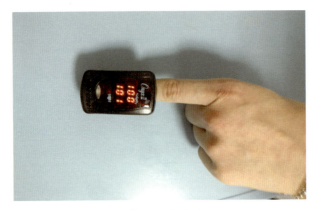

血氧饱和度检测

2. 优势

无创伤，简单，可重复操作，且不需要暴露在放射线下，在临床实践中广泛应用。

3. 劣势

不能直接评价吞咽功能，无法观察吞咽过程，也无法探知吞咽时各个结构发生的运动与变化。一般多作为辅助检查方法，在做饮水试验时与其结合使用。

五、不同检查方法的选择

目前越来越多的技术可应用于吞咽障碍的评估，各项检查方法间可优势互补（表2-3）。吞咽造影检查在临床上使用时间长，应用广泛，仍然是目前诊断吞咽障碍、确定吞咽功能紊乱原因的"金标准"。纤维喉镜检查能解决吞咽造影检查存在的不足，两者有显著互补的关系。咽腔测压检查则适用于疑难病例和非典型病例，补充了影像学检查不能提供的功能性数据，对食管动力障碍性疾病引起的吞咽障碍的诊断有重要意义。超声检查对于发现舌的异常运动有明显的优越性。表面肌电图检查可直接评估吞咽时口咽神经肌肉的功能，对研究吞咽障碍的电生理机制有较大的帮助。

第二章 诊断吞咽障碍

表 2-3 吞咽检查方法比较表

评估方法	设备和条件	适应证	评价 优势	评价 劣势
吞咽造影检查	可同步录像的 X 线机	口腔期、咽期、食管期吞咽障碍患者	设备要求不高，简单易行；对吞咽运动的细微异常改变较敏感；区分吞咽障碍的结构异常和功能异常；使用不同体位和不同性质的食物进行评估	不能发现咽喉处的唾液残留，不能定量分析咽收缩力和食团压力，不能反映咽部的感觉功能，病重者不能进行
纤维喉镜检查	可同步录像和配备传感器的电视内窥镜	口腔期、咽期吞咽障碍患者	提供高效和可靠的吞咽障碍处理策略；较全面地评估吞咽的运动和感觉异常；能在床边甚至重症监护室中进行，无放射线辐射	着重于局部的观察，不能观察吞咽的全过程及环咽肌和食管的功能
咽腔测压检查	带有环周压力感受器的固态测压导管和计算机	咽期和食管期运动功能障碍的疑难病例和非典型病例	了解吞咽障碍的病理生理；分析吞咽障碍的病因和吞咽的有效性；对评估神经源性吞咽障碍有较大的价值；用于手术前、后疗效的评估，判断预后	设备要求高；临床应用少，评估参数不足；费用昂贵
超声检查	超声检查仪和超声波探头	口腔期、咽期吞咽障碍的患者	敏感地观察舌的异常运动，尤其是儿童；生物反馈治疗；无创性检查，能在床边进行	仅能观察到吞咽的某一阶段，对食管上括约肌的观察不理想
表面肌电图检查	肌电图机和相应的电极	口咽部神经肌肉疾病	了解吞咽障碍的电生理机制；利用肌电反馈技术进行吞咽训练；无创性检查，能在床边检查	对特定肌肉定位困难，难以对运动单位动作电位进行准确的定量分析
脉冲血氧测定	末梢血氧饱和度测定仪	可疑存在误吸问题的患者	动态评估吞咽时是否发生误吸；无创性检查，可重复进行	结果受多种因素影响，需要综合考虑

（陈秀明　彭　源）

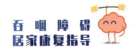

第三章 吞咽障碍常用的康复治疗方法

第一节 通过改善口腔感觉增进食欲

一、正常人体口腔的解剖结构

口腔结构,也就是指上颌、下颌、唇和舌。口部感觉正常的话,可以感受到疼痛、温度、触感、压力,还可以品尝味道,也就是味觉。人是依靠味蕾来感受味觉的,味蕾主要分布在舌上。一般来说,对于触感和压力,人体的舌尖和硬腭最容易感受到。

如果口部感觉功能异常,就容易出现进食障碍、吞咽障碍等,进而影响到人们的生存质量和语言交流能力。一些药物会影响咽喉的知觉,引起食欲缺乏,对进食缺乏动机及兴趣,忘记进食,拒绝进食,等等,这些都是引起吞咽障碍的常见原因。

二、口腔感觉异常的表现

(1)若口腔触觉敏感度高,会表现出严重偏食。当食物或餐具放进嘴里时,容易呕吐。

(2)若口腔触觉敏感度低,可能感觉不到食物粘在口唇周围,甚至唾液流到口腔外面都不知道。

(3)有些儿童会出现混合性触觉敏感度异常,简单来说,就是口腔里面敏感度很高,口腔外面敏感度却很弱。

以上的表现也可能是因为其他因素影响才出现的。如果怀疑口腔敏

第三章　吞咽障碍常用的康复治疗方法

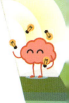

感度出现异常，应该咨询言语治疗师的意见进行诊断。

三、改善口腔感觉的训练方法

具体改善口腔感觉的训练方法有很多，常用的有器官的运动训练，如唇、舌、下颌，冰刺激、味觉刺激和感知刺激等。如果有进食困难，也可以改变进食时的体位，食物形态（硬质食物、软质食物、流质食物）刺激，用勺进食，进行咬、咀嚼训练，改善口腔感觉运动能力。

以下列举两个建议活动，是否适合应该咨询言语治疗师的意见进行诊断。

活动1　冰刺激乐趣多

1. 活动目标

调节身体、面部及口腔肌肉（对冷的感觉）的敏感度。

2. 材料

塑胶冰粒数颗，杯子一个，骰子一枚，印有身体部位的图片一张。

3. 玩法

（1）先掷骰子于图片上，选中身体部位和骰子的点数。

（2）确定骰子所示的秒数（1~6），以及图片所示的身体部位。

（3）将冰粒放在对应的位置，并数出秒数。

4. 温馨提醒

（1）将刚从冰箱拿出来的塑胶冰粒直接放在身体的特定部位，由于可能会冻伤皮肤，可先把塑胶冰粒放在室温下约5分钟后再使用。

（2）如果开始不能接受冰粒直接放在面部，可以先把厚毛巾包裹着冰粒，然后逐渐用较薄的毛巾，直到能接受冰粒直接放在面部。

（3）操作顺序要从不敏感区到敏感区、由外向里的顺序进行，

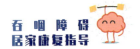

刺激强度需根据被刺激者的接受能力由弱到强渐进性地给予冰刺激。

活动2　美食家篇

1. 活动目标

调节身体、面部及口部肌肉（对味觉）的敏感度。

2. 材料

不同味道的果酱约三种（草莓酱、花生酱、芒果酱），不同的食物约三小块（橡皮糖、地瓜干、虾条），压舌板或勺子一个，眼罩一个。

3. 玩法

（1）预先准备好食材，并告诉名称。

（2）让尝试食物的人戴上眼罩。

（3）用压舌板或勺子将其中一种果酱或一块食物喂入口中。

（4）脱下眼罩，选出刚刚吃的食物，并要求说出其味道。

4. 温馨提醒

（1）味道可以包括不同程度的酸、甜、苦、辣、咸味。

（2）可以通过逐渐减少喂入口中食物的量来增加难度，调节对味道的敏感度。

（3）可以尝试柠檬味果珍、跳跳糖或冰汽水训练，改善口腔感觉。

四、口腔感觉训练的作用

（1）将超敏的部分降低敏感度，将弱敏的部分提高敏感度，最终使敏感度达到正常水平。

（2）有些儿童会进行口腔探索游戏治疗法，有助于改变口腔触觉的敏感性，学习新的口腔运动能力。

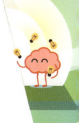

（3）可以缩短进食过程中食物在口腔里的时间。

五、口腔感觉训练的家庭指导及可行性

被训练者对家庭环境熟悉，相对来说更加配合，没有顾虑，进步快。所以学会一些家庭训练技巧，就显得很重要了。例如，喂食前可以通过清洁口腔以增进食欲。如果是咳嗽、痰多的患者，喂食前要鼓励患者充分咳嗽、咳痰，如"用力咳出来"，来避免进食中发生咳嗽。对于口部感觉差的患者，照护者把食物送入患者口中，此时可适当将勺子往下压一压舌，这样有助于刺激感觉，加快进食的时间。

（朱　洁）

第二节　通过口腔运动训练改善进食能力

一、正常人体口腔运动模式

其实，我们的身体会运动，是从靠近头部的地方开始发育，然后沿着脊柱向下发育。不难看出，口腔运动应该是在婴儿期发育最早的运动。事实也证明了这一点，足月健康新生儿出生不久就会吸吮，这也是因为口腔运动是最先发育的。

口腔结构是指上颌、下颌、唇和舌，但口腔运动主要是指下颌、唇和舌的运动。如果口腔运动部分出现异常，紧接着就会出现进食障碍、吞咽障碍、发音障碍，严重影响人们的生存质量和言语交流能力。

二、口腔运动异常的表现

（1）经常张口，或者闭口的速度很慢，可能会出现流涎。

（2）舌不够灵活，不会舔食物，不能把食物保持在口中，不会搅

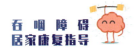

拌食物。

（3）对于硬的食物，如坚果类或地瓜干，不能咬断，上下两排牙齿不会连续咬。

三、提高口腔运动能力的训练方法

提高口腔运动能力的训练方法有很多，常用的包括下颌运动治疗、唇运动治疗和舌运动治疗。

①下颌运动治疗主要是针对下颌运动受限、运动过度、分级控制和转换运动障碍等进行的治疗，采用下颌抵抗法、下颌控制法、下颌分级控制等方法，解决下颌的运动障碍问题。②唇运动治疗是因唇肌张力过高或唇肌张力过低导致运动不足或缺乏，而采用的肌张力过高治疗法、肌张力过低治疗法，以及促进唇运动的自主控制治疗法、自主训练治疗法等。③舌运动治疗主要是针对舌前后运动范围受限、运动发育迟缓、舌尖或者舌两侧运动发育不良、舌肌张力低下或者张力过高等问题进行的治疗，可以促进舌基本运动模式的形成，提高舌运动的灵活性和稳定性。

如下列举两个建议活动，是否适合进行该活动，应该咨询言语治疗师的意见进行诊断。

活动 1　舌头 high 起来

1. 活动目标

加强舌的活动和协调能力。

2. 材料

不同的果酱约三种（草莓酱、花生酱、芒果酱），镜子一面，压舌板或勺子一个。

3. 玩法

（1）挑选一种喜爱的果酱。

第三章 吞咽障碍常用的康复治疗方法

（2）用压舌板或勺子把果酱涂到口唇上。

（3）用舌将口唇上的果酱舔去。

（4）为了更清楚地看到舌的动作，可以放一面镜子在面前，对着镜子做。

4. 温馨提醒

（1）如果换成其他方式舔果酱，应该给予口头提示或及时更正。

（2）在开始阶段，可以尝试多涂一些果酱，增加可以成功的次数；熟悉以后，再慢慢减少果酱的量，甚至可以把果酱涂在比较难舔到的地方。

活动2　丸子大作战

1. 活动目标

（1）加强下颌的稳定性和力量。

（2）加强舌向左右两边移动的能力。

（3）加强咀嚼的力量和协调能力。

2. 材料

不同大小的丸子约三种（鱼丸、墨鱼丸、鸡肉丸），竹签数支。

3. 玩法

（1）用竹签将不同的丸子串起来。

（2）将一串丸子放在门牙中间，用门牙咬紧丸子。

（3）慢慢将竹签从门牙间拉出来。

（4）过程中丸子不能掉下。

4. 温馨提醒

（1）如果咀嚼能力较强，可以将食物加大或切成不同的形状来增加难度。

（2）训练的开始阶段，可以把丸子串在竹签的前端，熟悉后可以逐渐串在竹签的后半段。

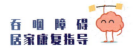

四、口腔运动训练的作用

（1）预防口腔运动长期退化，使口腔运动的功能逐渐提高。

（2）控制肌张力。

（3）提高口腔肌肉的力量。

（4）改善口腔运动的协调性。

五、口腔运动训练的居家指导及可行性

众所周知，如果是在熟悉舒适的家庭环境中，训练会更加容易进行，一般能更快见到成效。下面分享一些家庭训练的技巧。首先，喂食过程中，给予患者口头提示，口头提示可帮助患者协调吞咽的动作，如"吞下去""再吞一次""闭口用力吞"等指令。其次，进食结束后，提醒患者用口唇、舌进行自我口腔清洁，如果牙齿上粘有食物残渣时，可以对着镜子进行舌运动自行清洁。最后，养成良好的习惯，进食后要进行漱口训练，这是非常实用的一个做法。

> **小提示 TIPS**
>
> 原则上尽早开始口腔运动训练，通常先于摄食训练，也可与摄食训练并用。安全原则应贯穿始终。具体训练内容，应该咨询言语治疗师的意见进行训练。

（朱 洁）

第三章 吞咽障碍常用的康复治疗方法

第三节 安全进食,防止食物误吸入肺

一、呼吸道保护法

呼吸道保护对有误吸风险的患者来说尤为重要,正确使用适合患者的呼吸道保护法是言语治疗师必须掌握的治疗手段之一,因此,了解吞咽过程中呼吸与吞咽是如何协调的相关知识很重要。

正常吞咽在口腔期咀嚼时,用鼻呼吸。在咽期,食团刺激了软腭部的感受器,引起一系列的肌肉反射性收缩,使软腭上抬,咽后壁向前突出,封闭了鼻咽通道;声带内收,喉上抬并紧贴会厌,封闭了咽与气管的通道;呼吸暂时停止,食物通过咽;由于喉头前移,食管上口张开,食团从咽被挤入食管;随后,重新恢复的呼吸过程由呼气开始。

异常的吞咽会出现哪些情况呢?如果患者在进食过程中呼吸急促,咀嚼时用口呼吸或吞咽瞬间呼吸,或任何能使声门括约肌不能及时和恰当关闭,均有可能使食物和液体进入呼吸道引起误吸。患者误吸过多的液体或食团时,常会导致呼吸道感染危险增加,有时会因为误吸固体食物而导致呼吸道阻塞,危及生命。熟练掌握呼吸道保护法,可以避免误吸、窒息的发生。

呼吸道保护法是一组旨在增加患者口、舌、咽等结构本身运动范围,增强运动力度,增强患者对感觉和运动协调性的自主控制,避免误吸、保护呼吸道的徒手操作训练方法。呼吸道保护法主要包括声门上吞咽法、超声门上吞咽法、用力吞咽法、门德尔松吞咽法等。这些方法需要一定的技巧和多次锻炼,消耗较多体力,所以,应在言语治疗师的指导和密切观察下进行。呼吸道保护法不适用于有认知障碍或严重语言障碍的患者。患者应用代偿吞咽疗法无效时,才可应用呼吸道保护法。此方法若与代偿性吞咽疗法结合,效果更好。呼吸道保护法不可长期使用,待患

者生理性吞咽恢复后即刻停止练习。

（一）声门上吞咽法

1. 概念

声门上吞咽法是在吞咽前及吞咽时关闭呼吸道，防止食物及液体误吸，吞咽后立即咳嗽，清除残留在声带处食物的一项呼吸道保护技术。

2. 适应证

要求患者在清醒、配合、放松状态、遵从简单指令、能领悟动作的每一个环节的情况下施行，由治疗师指导患者逐步完成整个过程。必要时，可在X线下行吞咽造影检查，观察其可行性。

3. 禁忌证

声门上吞咽方法可产生咽鼓管充气效应，可能导致心脏猝死、心律失常，冠心病患者禁用。

4. 操作方法

（1）深吸一口气后屏住气。

（2）将食团放在口腔内可以吞咽的位置。

（3）保持屏气状态，同时做吞咽动作（1~2次）。

（4）吞咽后咳嗽，然后吸气。

（5）再次吞咽。

声门上吞咽法屏气时，声门闭合的解剖生理功能改变相关模式图。

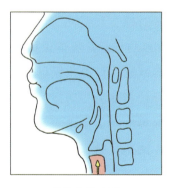

声门上吞咽法

第三章 吞咽障碍常用的康复治疗方法

如果患者未能掌握此方法，先让患者做咽水练习，患者在没有食物的情形下，能正确遵从上述步骤成功练习数次后，再给予食物练习。声门上吞咽法的效果是能在吞咽前就闭合声带（屏气），然后将滞留在咽部并可能在吞咽完毕后进入喉前庭的食物清除（咳嗽），适合于存在声带闭合差、声带麻痹或喉部感觉减退的患者。尽管有的患者能够屏气，但未真正关闭声带，对于这类患者，建议使用超声门上吞咽法。

（二）超声门上吞咽法

患者在吞咽前或吞咽时，将构状软骨向前倾至会厌软骨底部，紧密闭合假声带，使呼吸道入口主动关闭的气道保护方法。与声门上吞咽法相似，但是在屏气的基础上增加了用力屏气动作，即瓦氏动作。用力屏气的目的是增加假声带的闭合，并协助构会厌襞关闭声门的喉部，最终达到关闭全喉的效果。超声门上吞咽法较声门上吞咽法更能缩短吞咽的时间。

具体步骤：吸气后屏气，并用力将气向下压。当吞咽时持续保持屏气，并且向下压，当吞咽结束时立即咳嗽。超声门上吞咽法屏气时，声门闭合的解剖功能改变的相关模式图如下。此项训练方法主要适用于以下情形。

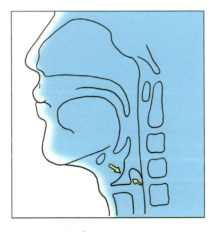

超声门上吞咽法

（1）超声门上吞咽法适用于呼吸道入口闭合不全的患者，特别是做过喉声门上切除术的患者。喉声门上切除术必须移除患者的会厌软骨，手术后的呼吸道入口或前庭在构造上与手术前不同（喉部入口只能由舌根部与杓状软骨组成）。因此，喉声门上切除术后的患者，可借助超声门上吞咽法改善舌根后缩的能力、杓状软骨前倾的程度以及声带闭合的程度。

（2）超声门上吞咽法可在开始时增加喉部上抬的速度，对于颈部做过放疗的患者特别有帮助。

在吞咽过程中，呼吸道保护主要是依赖于声门的完全闭合。声门上吞咽法与超声门上吞咽法都是关闭声门，保护气管免于发生误吸现象。这两种方法之间的差异是吞咽前用力屏气的程度不同。声门上吞咽法只需要用力屏气，而超声门上吞咽法需要用尽全力屏气，确保声门闭合。

（三）用力吞咽法

用力吞咽法是简单的挤压动作。患者需要用自己所有的吞咽肌肉来帮助吞咽，将食物挤下去。用力吞咽法也称为强力吞咽法，主要是为了在咽期吞咽时增加舌根向后的运动而制订。用力吞咽法有助于将少量剩余在咽喉的食物清除干净，并改善会厌软骨清除食团的能力。

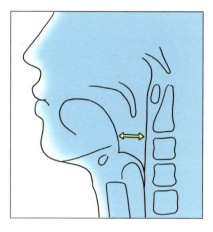

用力吞咽法

具体步骤：治疗师提供指导。患者吞咽时，用自己所有的吞咽肌肉一起用力挤压。这样可以使舌在口中沿着硬腭向后的位置以及舌根部都产生压力而达到安全进食的目的。除此之外，我们还可以在每次食物吞咽后，采用空吞咽即反复几次吞咽唾液的方法，将口中的食物吞咽下去。此方法的应用是因为当咽部已有食物残留时，若继续进食，则残留积聚增多，容易引起误吸。因此，一般采用此方法使食团全部咽下，然后再继续进食。患者亦可每次进食吞咽后饮少量的水（1~2ml），继之再吞咽，既有利于刺激诱发吞咽反射，又能达到除去咽残留食物的目的，称为"交互吞咽"。

（四）门德尔松吞咽法

门德尔松吞咽法是为了增加喉部上抬的幅度与时间而设计的，并借此增加环咽肌开放的时间与宽度的一种呼吸道保护治疗方法。此手法可以改善整体吞咽的协调性。具体步骤如下：

（1）对于喉部可以上抬的患者，当吞咽唾液时，让患者感觉喉向上提，同时保持喉上抬位置数秒；或吞咽时让患者以舌尖顶住硬腭，屏住呼吸，以此位置保持数秒。让患者食指置于甲状软骨上方，中指置于环状软骨上，感受喉结上抬。

（2）对于喉部上抬无力的患者，治疗师用手上推其喉部来促进吞咽。即只要喉部开始抬高，治疗师即可用置于环状软骨下方的食指与拇指上推喉部并固定。注意要先让患者感到喉部上抬，上抬逐渐诱发出来后，再让患者借助外力有意识地保持上抬位置。此法可增加吞咽时喉提升的幅度，延长喉提升后保持不降的时间，因而也能增加环咽肌段开放的宽度和时间，起到治疗的作用。

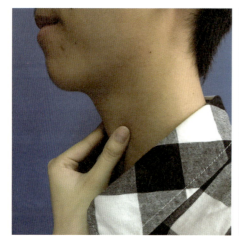 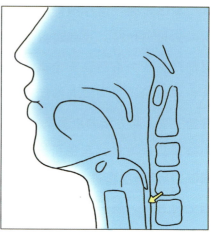

门德尔松吞咽法

使用门德尔松吞咽法时也要注意，该方法延长了吞咽时呼吸暂停的时间。对于有呼吸系统疾病和吞咽呼吸运动严重不协调的患者，这一方法应禁用。

综上所述，呼吸道保护手法旨在帮助自主控制某方面的吞咽机制，但侧重点各有不同。

（1）声门上吞咽法，在吞咽前或吞咽时，用来关闭真声带处的呼吸道。

（2）超声门上吞咽法，在吞咽前或吞咽时，用来关闭呼吸道入口。

（3）用力吞咽法，在吞咽时用来增加舌根部后缩力量，可以把咽残留食物清除干净。

（4）门德尔松吞咽法，用来增强喉部上抬的幅度与时长，借此增加环咽肌开放的程度与时间。

二、声带闭合、喉上抬练习

声门关闭是防止误吸的一项重要措施。当声门不能关闭时，误吸的危险性增加。除进食时的气道保护方法外，平时进行声门闭合训练对安全进食、防止误吸也有着重要意义。常用方法如下：

（1）练习腹式呼吸，进行咳嗽训练：腹式呼吸维持5~10秒，进行一次咳嗽。按循序渐进原则，根据患者的体力及动作的领悟能力制订需要练习的总次数。

（2）通过声门开始发音，逐渐增加音量：发元音"i"的训练，音调由低音，逐渐延长发高音调，促进声带最大限度地闭合。

（3）持续发音，发音的持续时间根据患者的基础能力而定，努力延长发音的时间，同时保持发出的音质连贯一致。

（4）运用各种音调进行持续性发音，训练声带的向前关闭及喉上抬运动。

（5）LSVT训练法：是一种构音训练，专门用于训练声带的开闭功能。进行持续的元音发音，逐渐拉长，增强声带的闭合能力。

（6）强化声门闭合训练：患者坐于椅子上，双手支撑椅子而做推压运动和屏气，此时胸廓固定，声门紧闭；然后，突然松手，声门开大，呼气发声。此运动不仅可以训练声门的闭合功能，强化软腭的肌力，而且有助于除去残留在咽的食物。

三、呼吸训练

正常吞咽时呼吸是停止的，而吞咽障碍患者有时会在吞咽时吸气，引起误吸。此外，有时由于胸廓过度紧张或呼吸肌肌力低下，咳嗽能力减弱，无法完全咳出误吸物，则易引起吸入性肺炎。因此，可通过呼吸训练，达到改善吞咽功能，提高进食安全的目的。

（1）通过提高呼吸控制能力来控制吞咽时的呼吸，如吹肥皂泡、吹哨子分级训练等，同时运用腹式呼吸，并延长吹肥皂泡及吹哨子的气流。

（2）强化腹肌，学会迅速随意咳嗽；强化咳嗽力量，有助于除去残留在咽部的食物，排出呼吸道有害物质。

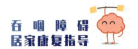

（3）通过学习腹式呼吸，缓解颈部肌肉（呼吸辅助肌）过度紧张。腹式呼吸练习方法如下：患者仰卧位屈膝，治疗师双手分别置于患者的上腹部，让患者用鼻吸气，以口呼气，呼气结束时放在上腹部的手沿膈的方向稍加压，患者再以此状态吸气。单独练习时，可在腹部放上1~2kg的沙袋，体会吸气时腹部膨胀，尽可能做到"气沉丹田"，呼气时腹部有凹陷的感觉。熟练掌握仰卧位腹式呼吸后，可转为坐位练习，逐渐增加难度，最后以腹式的呼气步骤转换为咳嗽动作。也可在吸气末快速发"p"音。

（4）缩口呼吸训练。以鼻吸气后，缩拢唇呼气（缩拢唇发"u""f"音），呼气控制得越长越好，也可以借助呼吸训练器练习。

（林　勉）

第四节　安全进食

一、食物的类别

患者选择的食物质地，应由言语治疗师根据吞咽障碍的程度来选择，也应根据患者的生活习惯和饮食习惯选择食物。选择食物的原则是先易后难。容易吞咽的食物应符合以下要求：①密度均匀；②黏性适当；③不易松散，通过咽和食管时易变形，且很少在黏膜上残留；④稠的食物比稀的食物安全，因为它能刺激触觉、压觉和唾液分泌，使吞咽变得容易；⑤兼顾食物的色、香、味及温度等。可根据以上条件结合患者的喜好，选择食物内容并加以调制。

（一）液体食物的改进

对液体食物的黏度进行改进，有利于对食团的控制。一般使用增稠剂加入液体中，加热或不加热。混合均匀后，增加液体食物的黏度。

第三章 吞咽障碍常用的康复治疗方法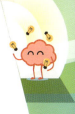

1. 液体食物黏度的分类

一般将黏度改进后的液体食物分类如下。

（1）稀液体食物：清水、牛奶、咖啡、茶和肉汤。

（2）稠液体食物：奶昔、过滤过的乳酪汤、果茶。

（3）增稠的液体食物：稀的或稠的液体食物使用增稠剂后黏度增加。

从稀液体食物到增稠的液体食物，吞咽难度逐渐减小。

2. 液体食物黏度的选择

患者能否进食稀液体食物，或者从稠液体食物安全地过渡到稀液体食物，应由言语治疗师根据仪器评估的结果进行指导。

（二）固体食物的改进

对固体食物的改进，往往是将吞咽难度较大的固体食物，如硬度相对较大、混合质地的食物经过机械处理使其柔软。美国饮食协会推荐了4个水平的半固体和固体食物的质地，并建议使用。

水平Ⅰ：吞咽困难的泥状食物，主要由均匀一致但不易松散的布丁样食物组成。需要对食团有控制能力，但无须咀嚼。

水平Ⅱ：吞咽困难的碎食，由不易松散、湿润的半固体食物组成。需要咀嚼。

水平Ⅲ：吞咽困难的稍碎食物，由软食组成。需要更多的咀嚼能力。

水平Ⅳ：正常食物，包括所有允许的食物。

建议使用时根据患者的生活和饮食习惯选择食物，并测试食物改进的效果。

1. 固体食物的选择

患者选择哪一类质地的食物，要由言语治疗师根据患者吞咽障碍的程度来选择。首选泥状食物，因为这类食物质地平滑均匀，有适当黏性，不易松散，通过咽及食管时易变形，不在黏膜上残留，而且在口腔内停留时需要较少的口腔运动能力。下一步就要逐步过渡到需要咀嚼的食物（精细磨碎的食物与碎软的食物）。最后一步，言语治疗师应根据具体

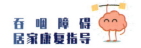

情况让患者进食正常饮食。进食种类从泥状食物过渡到普食,都要由言语治疗师全程指导。可以看出,随着吞咽功能的逐渐改善,固体食物的质地由泥状食物逐渐过渡到普通食物,吞咽难度由易到难。

2. 固体食物改进路径的举例

言语治疗师、患者及其家属可以参考以下路径制备符合要求的黏度食物。

(1)泥状食物:肉类、淀粉、面包、谷物制成泥状的或混合成稠的食物,质地均一、光滑,如土豆泥;蔬菜、水果制成泥状的样子,或者混合成苹果酱样的黏度,注意不要皮、核;汤或肉混合在一起,并增加稠度制成泥状;甜点做成泥状,或混合成的布丁样黏度。

应避免的食物包括冷的谷物、含果粒的酸奶、米饭、花生酱、蜂蜜、干果、糖果、口香糖等。

(2)精细磨碎的食物:质软并且磨得很碎的肉,与肉汤及调味汁混合,这样肉块就会黏在一起,使口腔控制起来更容易,咀嚼起来比较容易;剁得很碎的淀粉食物;剁得很碎的蔬菜水果;含有剁碎的肉类或蔬菜的汤或炖肉(黏度取决于患者当前是进普通食物还是稠液体);软的或剁碎的甜点;新鲜的面包;软的三明治(金枪鱼、鸡蛋沙拉)。

应避免的食物包括:硬、含纤维多的肉类,花生酱,含纤维多的蔬菜(芹菜、卷心菜、椰菜),硬的水果(未加工或干的),干果,煎得较熟的食物。

(3)碎软的食物:软的食物,大小约0.5cm×0.5cm;成渣的肉,鱼片;未经处理的淀粉、面包、谷类食物;水果,大小约0.5cm×0.5cm;言语治疗师建议增稠的汤;未经处理的甜点。

应该避免的食物包括:干的或腌制的肉、热狗、香肠、干果、碎骨片或脆饼干、含坚果的糖果。

(三)吞咽困难患者避免的食物

有些食物是适合脑卒中后吞咽障碍患者使用的,有些食物则是应尽

第三章　吞咽障碍常用的康复治疗方法

量避免使用的。例如,纤维多的食物(芹菜、莴苣等)、富含水分的水果(菠萝、葡萄、西瓜等),对于口腔控制能力较低的患者,也容易造成误吸。另有一些容易掉渣、酥脆的食物,如饼干、薯片、面包皮等,也容易造成吞咽障碍患者误吸。

二、吞咽姿势的改变

研究证明,对于不同类型的吞咽障碍患者,吞咽姿势的改变可改善或消除吞咽时的误吸症状。患者的头部或身体改变某种姿态即可解除吞咽障碍的症状,如在吞咽时通过头颈等部位的姿势调整使吞咽通道的走向、腔径的大小和某些吞咽器官的组成结构(喉、舌、杓状软骨)的位置有所改变和移动,避免误吸和残留,消除症状。此方法能保持患者的正常生理功能,不需要患者在吞咽时太耗精力。改变吞咽姿势适用于神经系统疾病(如脑卒中)、头颈部肿瘤术后等患者。不同年龄的患者均可采用,无不良反应。有学者报道改变吞咽姿势的总有效率达75%~80%。吞咽姿势改变的方法只是暂时使用,待患者的吞咽生理功能恢复后再缓慢停用。临床实践中,最好先进行吞咽造影检查,观察有效的吞咽姿势,然后再选取这种有效姿势进行训练。

(一)身体姿势调整

1. 概念

身体姿势调整是早期吞咽功能未改善的患者常用的一种代偿方法,就是调整患者的进食体位。

2. 作用

通过身体姿势调整来改变食团流向、流速,为患者争取更多的时间调整吞咽。

3. 方法

常用的身体姿势调整包括颈部前倾半坐卧位和侧位半坐卧位。这两种体位被证实能够减少吞咽过程中或吞咽后的食物残留,主要是改变重力方向的作用。

4. 适应证

偏瘫患者，最好是采用健侧侧位半坐卧位，即健侧在下，患侧在上，这是利用重力作用使食团（或食物残留）在健侧吞咽。身体姿势调整所产生的治疗效果可通过吞咽造影检查或内镜检查证实。在临床上，有些患者可能需要长期使用这种方法。吞咽时或吞咽后，有严重反流性疾病的患者端坐体位，以及依靠胃管进食的患者半坐卧位，可减少或预防反流性误吸的发生。对于长期有夜间反流的患者，建议在夜晚将床头抬高，可有效地清除食管内胃酸。

5. 禁忌证

对于因体力限制或认知障碍不能听从指令的患者，身体姿势调整不是最好的干预方法。此外，身体姿势改变可影响食管的运动功能，因此对于食管动力差的患者，应检查身体姿势改变对其食管动力的影响程度。

（二）头部姿势调整

1. 仰头吞咽

仰头吞咽能使口咽的解剖位置变宽，对有口腔或舌功能缺损的患者，仰头吞咽能使食团较容易进入口咽处。仰头吞咽也可影响咽食管段，尤其能增加食管内压力，缩短食管段的舒张时间。仰头吞咽对于口咽腔运送慢的患者是一项很有用的代偿技术。会厌谷是容易残留食物的部位之一，当颈部后屈仰头时会厌谷变得狭小，残留食物可被挤出，紧接着尽量前屈（即点头），同时做用力吞咽的动作，可帮助消除由于舌运动能力不足而残留在会厌谷的食物。必要时结合声门上吞咽法，保护呼吸道，去除残留食物的效果更佳。

需要注意的是，仰头吞咽会使正常成人和吞咽障碍患者的喉闭合功能减低。因此对存在呼吸道保护功能欠佳或咽食管段功能障碍的患者，将导致吞咽困难症状加重。

第三章 吞咽障碍常用的康复治疗方法

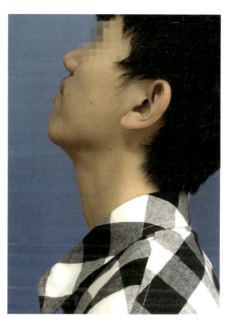

仰头吞咽

2. 低头吞咽

低头吞咽是下颌与胸骨柄部接触。低头吞咽能使口咽解剖结构变窄，舌骨与喉之间的距离缩短。同时，会厌软骨被推向接近咽后壁的位置，使它们之间的距离缩小，会厌软骨与杓状软骨之间的距离也减小，从而使呼吸道入口变窄。对于延迟启动咽期吞咽、舌根部后缩不足、呼吸道入口闭合不全的患者，低头吞咽是一个较好的选择。低头吞咽对呼吸道保护功能欠佳的患者，能提高其呼吸道的保护功能。但是，低头吞咽会降低吞咽时咽的收缩能力。有研究报道，低头吞咽对吞咽启动延迟和吞咽后梨状窦有食物残留的患者无作用，对咽食管功能不全或多种吞咽功能缺损者，也不能达到最佳效果。因此，此方法不能用于功能较差的患者。低头吞咽需结合其他治疗方法，如改变体位法或改变食团大小与质地，才能产生最大的效果。

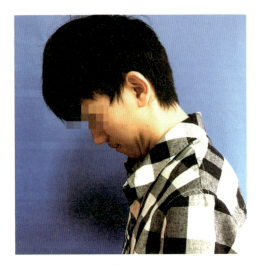

低头吞咽

3. 侧头或转头吞咽

侧头或转头吞咽主要用于单侧吞咽功能减弱的患者。例如，患者偏瘫侧受损时，常应用头偏向患侧吞咽。主要作用是使吞咽通道的解剖结构在头偏向侧变得狭窄或关闭，头转向另一侧时，对应的口咽结构发生变化。这一关闭作用只局限于舌骨水平的咽上方，咽下方仍是保持开放的。

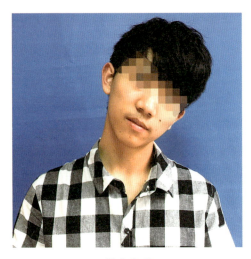

侧头吞咽

第三章 吞咽障碍常用的康复治疗方法

转头的生理作用是使咽食管腔内的压力下降,增加咽食管段的开放。转头能使在咽期吞咽食团的量增加,减少食物残留,同时也可降低气管塌陷的危险。咽两侧的梨状窦是最容易残留食物的位置,患者分别向左、右侧转头的同时做吞咽动作,可清除梨状窦残留物。若左侧梨状窦残留食物,采用向右侧转头吞咽,或偏向左侧方吞咽;反之亦然,右侧梨状窦残留食物,采用向左侧转头吞咽,或偏向右侧方吞咽。转头是一项代偿性技术,其治疗会因认知因素(依从性)、物理因素或各种吞咽功能缺损程度的不同而不同。

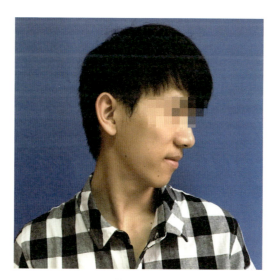

转头吞咽

吞咽姿势的改变方法操作简便,效果立竿见影,临床上应用较多(表3-1)。

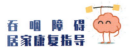

表 3-1　特定吞咽异常采用的姿势与作用机制

吞咽造影检查所见异常	采用的姿势	作用机制
食团口内运送慢（舌的后推力差）	仰头吞咽	利用重力使食团移动
咽期吞咽启动迟缓（食团已过下颌，咽吞咽尚未启动）	低头吞咽	使会厌谷增宽，防止食团进入呼吸道；呼吸道入口变窄；将会厌后推
舌根部后推，运动不足（会厌谷残留）	低头吞咽，多次吞咽，从仰头吞咽至点头吞咽	推舌根部向后靠近咽壁
一侧声带麻痹或手术切除（吞咽时发生误吸）	头转向患侧，低头吞咽	向甲状软骨后推、施压；促使声带接近，呼吸道入口变窄；使食团移向健侧
呼吸道闭合不全（吞咽时误吸）	低头吞咽	使会厌推后，处于更好的保护呼吸道位置；呼吸道入口变窄；借助外压时声带闭合
咽收缩无力（残留物分布全咽）	侧卧吞咽，空吞咽，多次吞咽	利用重力作用消除咽残留物
单侧咽麻痹（单侧咽有残留）	头转向健侧	使食团向健侧通过
同一侧口腔和咽的无力（同侧口腔和咽有残留）	头转向患侧	使患侧吞咽通道解剖结构变得狭窄或关闭，把食团挤压下去
环咽段功能紊乱（梨状窦残留）	左、右转头	牵拉环状软骨致后咽壁向外，降低环咽段的静止压

（林　勉）

第三章 吞咽障碍常用的康复治疗方法

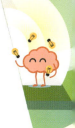

第五节 吞咽障碍的治疗方法

一、球囊扩张术

（一）概念

球囊扩张术是20世纪80年代中期发展起来的介入技术。目前国内广泛应用的是导管球囊扩张术，其原理是利用导管中的球囊，采用注水方式使球囊充盈，球囊大小可以根据患者的具体情况调整，借助球囊模拟正常的进食模式，改善环咽肌舒张功能。球囊扩张术因其创伤小、并发症少、效果明显等特点，现已逐渐代替外科手术治疗，成为改善环咽肌功能障碍的首选治疗方法。

（二）进行球囊扩张术的原因

球囊扩张术适用于由于食管入口处环咽肌舒张功能障碍导致。通常导致环咽肌功能障碍的疾病包括脑卒中（尤其是延髓麻痹的患者）、鼻咽癌放疗后、皮肌炎等。如果患者被诊断为以上疾病，且伴有吞咽困难或不能吞咽，并经过言语治疗师评估后确认为环咽肌功能障碍，医生可能会建议患者接受球囊扩张术。

（三）什么是环咽肌，为什么会出现环咽肌失弛缓症

环咽肌，顾名思义，是环绕在咽喉部的环状肌肉。正常情况下环咽肌呈收缩状态，像一道门一样关闭咽喉部和食管之间的通道，避免胃部食物反流至口腔，这就是人们进食后平躺或倒立时食物没有反流出来的原因。在进食、嗳气或呕吐时，环咽肌则处于松弛状态，咽喉部和食管之间的通道开放，方便食团、气体顺利进入或者排出。

环咽肌舒张功能障碍是环咽肌失弛缓症的重要表现，是指环咽肌在进食时不能及时松弛或异常紧绷，导致食物部分通过甚至不能通过环咽肌进入食管，患者出现吞咽困难或不能吞咽的症状。

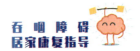

（四）球囊扩张术注意事项和并发症

1. 注意事项

患者是否进行球囊扩张术应由医生和治疗师共同评估，在确认患者舌、软腭、咽及喉没有器质性病变，了解患者的血压和心脏功能等机体情况后再确定。

2. 并发症

球囊扩张术一般并发症较少，最常见的并发症是在插管过程及上下提拉模拟进食过程中，可能由于部分患者鼻黏膜脆性较大，引起打喷嚏、鼻腔疼痛甚至鼻黏膜出血等症状。一般调整进管方式可以减少并发症。

二、电刺激疗法

（一）概念

通过输出特定的低频脉冲电流对吞咽相关肌群进行电刺激，以兴奋神经及吞咽肌群，促使吞咽肌群（依次）运动的治疗方法称电刺激疗法。该疗法可缓解神经元麻痹，促进吞咽反射弧功能重建与恢复，进而提高吞咽及语言能力。电刺激作为吞咽障碍治疗的重要手段，已被广泛应用于临床多年。

（二）电刺激方法

电刺激一般均可应用于吞咽障碍患者，但如果是对电流过敏的患者或极度烦躁不能耐受电刺激的患者，则可能会出现不适症状。由于目前在医院进行的电刺激种类较多，以下将介绍六种电刺激方法。

1. 神经肌肉低频电刺激

神经肌肉低频电刺激是使用一种专门治疗吞咽障碍的电刺激仪，经皮肤对颈部吞咽肌群进行电刺激，帮助维持或增强吞咽相关肌肉的肌力，加快吞咽速度，改善吞咽功能的一种方法。该方法是治疗吞咽障碍的常用方法，疗效较好。

第三章 吞咽障碍常用的康复治疗方法

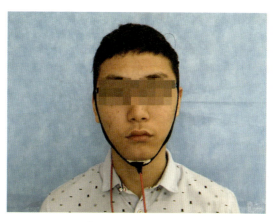

神经肌肉低频电刺激

2. 肌电生物反馈疗法

肌电生物反馈疗法是通过测量身体表面肌肉的肌电信号，以视、听等方式进行反馈，被试者根据这种反馈信号控制肌肉活动，从而使肌肉舒张或收缩的一种反馈方式。简单地说，就是仪器检测到患者的吞咽肌群信号后，在患者进行训练时，电脑通过语音或图像反馈给患者是否正确，以便患者及时了解正确运动的感觉。在提高吞咽技巧的同时，该方法可以增加训练的趣味性，有利于加快康复进程，帮助患者改善吞咽功能。这种方法适用于相对配合的患者。

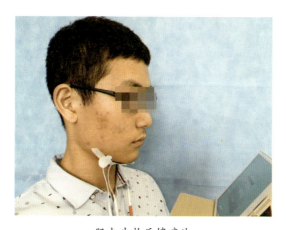

肌电生物反馈疗法

3. 感应电刺激

传统的感应电刺激较少应用于吞咽障碍的治疗。周惠嫦等人自创的手持式电棒联合感应电刺激，能够根据患者的功能情况，灵活地对口腔里的多个肌群进行针对性治疗，弥补常规电刺激不可移动和不能电刺激口腔内肌群的局限性，对靶肌群力量的改善效果显著，为吞咽障碍患者的治疗增添了一种有效的新技术。目前该技术在国内被逐渐推广，可适用于脑卒中（尤其适用于脑干卒中或延髓麻痹）、头颈部肿瘤放疗后、皮肌炎等吞咽障碍患者，疗效得到患者的一致认可。

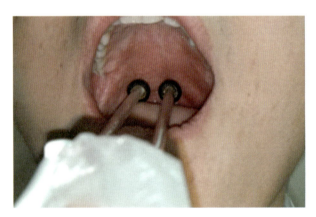

口腔内感应电刺激

4. 经颅直流电刺激

经颅直流电刺激是近年来国内外在临床上应用的新方法，是一种非侵入性的高级脑功能技术。其与上述的电刺激技术不同，该方法是根据患者的功能障碍情况和大脑损伤区域，将电极片放在大脑相对应的头部区域，用恒定、低强度直流电（1~2mA）调节大脑皮质神经元活动的技术。该方法可以直接通过大脑中枢调控吞咽功能。治疗时患者可能没有感觉或有轻微的被蚂蚁咬的麻感。

第三章 吞咽障碍常用的康复治疗方法

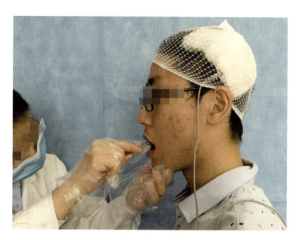

经颅直流电刺激

5. 咽腔内电刺激

咽腔内电刺激采用咽腔内的特殊电极深入刺激咽喉部吞咽相关的黏膜和肌肉,可以直接增强咽腔肌群的力量。对于咽喉部肌群力量下降,尤其是环咽肌功能障碍的咽期吞咽障碍患者,疗效较好。目前该技术主要在国外应用。

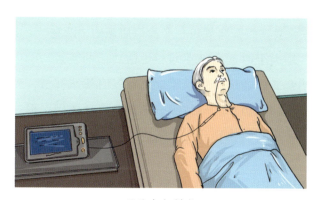

咽腔内电刺激

6. 肌肉内电刺激

肌肉内电刺激通过直接放置在靠近靶肌肉的神经末梢周围的钩线电极,激活指定肌肉,产生辅助吞咽作用。该方法避免了表面电刺激的非特异性，且由于植入的电极不通过皮肤，不用考虑皮肤抗阻，也不会激活浅表的痛觉感受器。目前该技术主要用于语音的康复和气道的保护，且主要在国外应用。

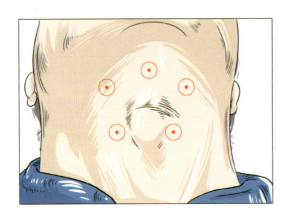

肌肉内电刺激

三、说话瓣膜

（一）概念

说话瓣膜是套在气管套管口一个类似瓶盖的"活塞"，其内装有一种特殊的薄膜，是用于改善患者吞咽和说话功能的装置。国内使用较多的说话瓣膜是闭合式单通道瓣膜，原理是吸气时瓣膜开放，外界气流可经过瓣膜进入患者的气道和肺部，吸气末瓣膜自动关闭，形成气道内外压力差，有利于呼出的气体和分泌物从口腔排出，以及改善呼吸、吞咽和语言功能。

（二）使用范围

说话瓣膜适用于气管切开的患者。一般来说，气管切开的患者病情稳定后，绝大多数都可以拔掉气管套管。但对于那些不能进行气管套管拔除术、有恢复吞咽和语言需求的患者来说，说话瓣膜则是一种很好的选择。即使是患者要进行气管套管拔除术，暂时使用说话瓣膜，也可以缩短从堵管到拔管的进程。成人和儿童均可佩戴说话瓣膜，国内目前佩戴说话瓣膜最小的儿童为 2~3 岁。

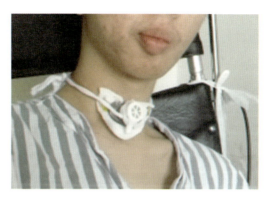

说话瓣膜

（三）佩戴说话瓣膜的注意事项

（1）每次使用前必须完全清除呼吸道内分泌物，以保持呼吸道通畅。

（2）下列情况不宜使用：①不能用于严重的呼吸道感染导致的呼吸道阻塞或有黏稠分泌物的患者。②雾化治疗期间，不能用说话瓣膜；佩戴说话瓣膜后必须严密观察患者，确保患者的呼吸道通畅。

（3）一旦出现呼吸困难，要立即拔掉说话瓣膜，并及时通知医生。

（4）要严密监护不能自己拔掉该装置的患者。

（5）需要拔掉说话瓣膜时，一只手固定气管套管和内管，另一只手轻轻拧开。

（四）禁忌证

（1）无意识或昏睡的患者。

（2）严重行为障碍的患者。

（3）生命体征不稳定，特别是肺功能差的患者。

（4）严重气管狭窄或水肿的患者。

（5）任何套管之上的呼吸道阻塞的患者，有可能阻止气流呼出。

（6）持续放置瓣膜后引起大量黏稠分泌物，且不易咳出的患者。

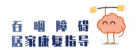

（7）泡沫制作的气管套管气囊，因无法放气，佩戴说话瓣膜后有窒息的危险。

（8）全喉切除术或喉气管离断术后的患者。

（9）气管切口处肉芽增生，气管套管周围没有足够的空间允许气体通过的患者。

（10）气囊放气后不能维持足够通气量的患者。

四、针灸——让吞咽障碍患者不再"望梅止渴"

（一）概述

说起针灸，许多人"望针生畏"，心中都对针灸产生怀疑："针灸能治疗吞咽问题吗？""针灸治病会不会把人扎坏？""针灸能把人扎瘫痪吗？""针灸完之后病情会不会加重？"以致许多人都拒绝接受针灸治疗。一方面是基于本能的恐惧，另一方面是对这种治病理念的不理解。

北京广济中医院专家、北京中医药大学白兴华教授曾说过："如果说有一种治病方法最安全，对人体造成的伤害最小，那就是针灸疗法。"实际上针灸是以针刺和艾灸防治疾病的方法。针法是用金属制成的针，刺入人体特定的穴位，针灸师运用特殊的运针手法，以调整营、卫、气、血；灸法是用艾绒搓成艾条或艾炷点燃，温热穴位的皮肤表面，达到疏通经络、调和阴阳、扶正祛邪的目的。针灸是激发人体本身的治病力量，是顺势而为。

（二）针灸疗法的"神奇"作用

针灸具有悠久的历史，更有历史文物表明，针灸起源于石器时代。针灸治疗方法是在漫长的历史过程中形成的，其学术思想也随着临床医学经验的积累而逐渐完善。临床实践也证实了针灸对内、外、妇、儿、骨伤、五官等科多种疾病的治疗均有较好的效果。所以，针灸疗法的"神奇"作用是真实存在的（表3-2）。

第三章 吞咽障碍常用的康复治疗方法

表 3-2 针灸的作用

	解　释
疏通经络	针灸可使瘀阻的经络通畅而发挥其正常的生理作用，是针灸最基本、最直接的治疗作用。经络"内属于脏腑，外络于肢节"，运行气血是其主要的生理功能之一。经络不通，气血运行受阻，临床表现为疼痛、麻木、肿胀、瘀斑等症状。针灸选择相应的腧穴和针刺手法以及三棱针点刺出血，使经络通畅、气血运行正常
调和阴阳	针灸可使机体从阴阳失衡的状态向平衡状态转化，是针灸治疗的最终目的，相当于将天平两边的物品持平，天平才得到平衡。疾病发生的机制是复杂的，但从总体上可归纳为阴阳失衡。针灸调和阴阳的作用是通过经络阴阳属性、经穴配伍和针刺手法完成的
扶正祛邪	针灸可以扶助机体正气及祛除病邪。疾病的发生发展及转归的过程，实质上就是正邪相争的过程。针灸治病，就是在于能发挥其扶正祛邪的作用，正如只有把敌人打败，才能守护自己的领地

（三）针灸疗法的原理

中医认为吞咽障碍是由于舌、咽喉部的经络被风、痰、瘀所阻，使气血运行不畅，舌、咽喉失养，所以才会出现吞咽障碍。

观点一：中医理论的基础是经络学说。从经络的循行来看，有多条经脉直接经过咽喉部。另外，其他经络通过表里关系、衔接关系或直接或间接与以上经脉相通。依据中医学"经络所过，主治所及"的原则，即腧穴可以治疗所属经脉循行所过及联络的脏腑肢节的病症，所以可以选取相应的穴位来治疗咽喉的疾病，以改善吞咽的功能。此外，部分腧穴由于其位于或靠近咽喉部，因而对于咽喉部的疾病有着特殊的治疗作用，即所谓腧穴的"近治作用"。

观点二：西医理论研究认为，针灸刺激可增强细胞的新陈代谢，不仅使咽喉部血液供应得以改善，而且可以改善颈动脉和椎动脉系统的供血，促使脑部病灶部位侧支循环及早建立，促使损伤的脑神经功能恢复，

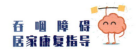

从而使吞咽障碍症状得以恢复。电针能提高机体免受攻击的能力，减轻脑组织的损害，提高脑组织的代偿能力，促进神经递质传导功能恢复，修复损伤脑组织，从而改善吞咽障碍问题。

（四）针灸治疗的优点和禁忌证

临床实践及多个研究表明，中风后吞咽障碍作为针灸治疗的最佳适应证，目前普遍认为针灸疗法应在生命体征平稳时早期加入以康复为主的综合治疗方案。而且，相对于其他的治疗方法，针灸治疗存在以下优点：①操作方法简便易行；②医疗费用经济；③极大程度地弥补了现代医学的不足，取长补短；④没有或极少有不良反应，基本安全可靠，还可以协同其他疗法进行综合治疗。

但是并不是所有吞咽障碍的患者都可以进行针灸治疗。当存在以下情况时，不主张针对其吞咽问题进行针灸治疗：①意识不清、痴呆或有精神障碍等疾病，无法保持坐位和头部平衡者，不能配合检查及治疗者；②合并心、肝、肾和造血系统等严重原发性疾病者；③有严重并发症，如呼吸衰竭、心力衰竭者；④针刺穴位或穴位附近皮肤有感染者。

所以，当患者出现吞咽障碍时，应立即判断患者是否符合针灸条件。如果条件满足，应选择早期介入针灸治疗。

（五）针灸治疗的方法

1. 针刺疗法

针刺疗法具有醒脑开窍、活血化瘀、疏通经络的作用。目前，针刺疗法已被广泛运用于脑卒中后吞咽障碍的治疗，且取得了明显改善的效果。

（1）舌针法：舌与全身脏腑器官密切相关，选择快速点刺舌上的特定穴位如金津、玉液等，可以达到疏经通络、活血止痛的功效，从而起到治疗吞咽障碍的作用。

第三章 吞咽障碍常用的康复治疗方法

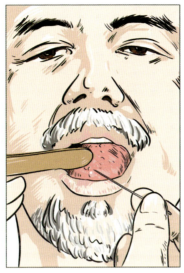

舌针

（2）头针法：针灸头部穴位能调整脏腑气血功能，改善组织和器官供血，唤醒休眠的脑细胞，改善大脑的缺氧状态，使脑细胞功能得以恢复。通常头针取脑户与左右脑空的脑三针、百会等穴。

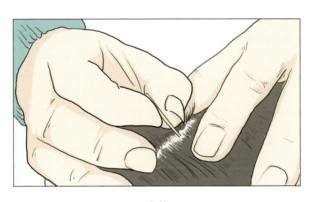

头针

（3）颈项针法：多采用廉泉及廉泉左右旁开0.8寸共三穴（舌三针）刺向舌根部，以及翳风、风池、风府等穴，既有近治作用以治咽喉、舌的病症而治标，又有远治作用疏通脑部经络，改善脑部血液循环而治本，促进吞咽反射弧的重建与恢复，使吞咽动作得以协调和改善，从而促进吞咽功能的恢复。

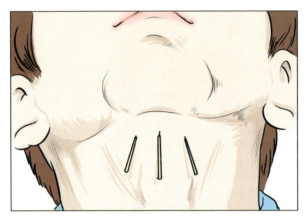

颈项针

（4）按局部取穴与整体取穴相结合的原则组方：针刺主穴为风池、完骨、翳风、上廉泉、人迎。若有舌体运动障碍、唇闭合不全、咀嚼运动受限、咽反射迟钝或消失等情况，可增加相应治疗该问题的配穴，如唇闭合不全、流涎时，可增加地仓、下关、颊车等穴。

（5）醒脑开窍法：可用于脑卒中后的中、重度吞咽障碍患者。常用的穴位有内关、水沟、三阴交、风池等穴位，可达到调神导气、滋补三阴、通关利窍的作用，从而治疗中重度吞咽障碍。

（6）以针刺奇经八脉为主：多用于治疗脑卒中后吞咽障碍的患者。常用的穴位有列缺、照海、公孙等穴，配合金津、玉液点刺放血等。

（7）以针刺背俞穴为主：多用于治疗假性延髓性麻痹的吞咽障碍。常用的穴位有心俞、肝俞、脾俞、肾俞等穴位。若遇到高血压、糖尿病、水电解质紊乱、营养不良等患者，可对症取穴。

（8）电针法：电针治疗吞咽障碍的主要作用在于它可以调气活血，祛痰开窍。此外，电针还具有电刺激的作用，通过强烈刺激外周感受器，促进脑梗死后损伤区周围神经细胞可塑性及重组功能的建立，促进受损

第三章 吞咽障碍常用的康复治疗方法

神经系统功能的恢复。减少缺血性神经的凋亡，促进脑卒中后吞咽障碍的恢复。

2. 艾灸疗法

艾灸疗法是中医传统治疗方法之一，《名医别录》记载："艾味苦，微温，无毒，主灸百病"。其应用范围极其广泛，可温通经脉、驱散寒邪；行气活血、消瘀散结；温补益气；预防疾病，保健强身。中医认为，吞咽障碍的患者久卧伤气，久病必瘀，所以，非常需要艾灸的温补阳气和活血化瘀作用。

（1）艾条灸：施灸时将艾条的一端点燃，对准应灸的腧穴部位，距皮肤1.5~3.0cm，使患者局部有温热感而无灼痛为宜。一般每处灸5~7分钟，至皮肤红晕为度。医生可能会采取热敏灸或温和灸方法，通常取廉泉、风池、风府、少商、天突、丰隆等穴。借助灸火的热力作用，通过经络传导，起到宣理、温通气血的作用，从而改善患者的吞咽功能。

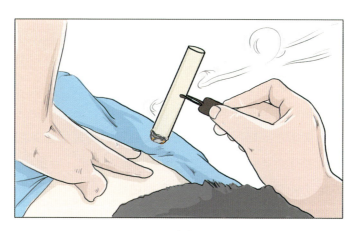

艾条灸

（2）铺灸：在背部督脉或腹部任脉正中铺艾点火，形如长蛇，也称为"长蛇灸"。具有施灸面积广、艾炷大、火力足、温通力强的特点，可振奋机体的阳气，阳气足则顽疾自去，增强抗病能力，从而改善患者的吞咽功能。

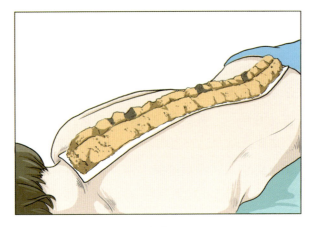

铺灸

五、肌内效贴贴扎术

（一）肌内效贴的概念

肌内效贴是一种非常特殊的贴布，采用特定的贴法贴于身体表面，可以增进或保护肌肉骨骼系统，促进运动功能的非侵入性治疗技术，是一种可以提高肌肉力量的技术。

（二）肌内效贴的作用原理

正常人进食时，下颌需要一张一合进行咀嚼，唇部闭合包裹食物不外流，舌推动食团送入咽喉部，食团进入食管的同时气管关闭。这一系列动作需要患者有感觉输入和相应肌肉（唇肌、咬肌、舌肌、喉部肌群）有足够的力量才能完成。肌内效贴能直接贴扎在患者的颜面和颈部，促进贴扎部位的感觉输入，改善肌肉血液循环和肌肉力量。

（三）肌内效贴的适应证

（1）经常张口的患者：即下颌闭合不良的患者。患者经常张口，不能自己闭合或者经常需要提醒才能闭上。

（2）口角歪斜或不能闭唇的患者：如果患者口唇不能闭上，或者口角歪向一边，导致流涎或者吃东西时食物往外流出，漱口鼓腮漏气等。

(3）颈部肌肉僵硬：使用肌内效贴可以促进僵硬部位肌肉的血液循环，改善肌肉情况。

（4）经常低头或经常仰头：经常低头的患者是由于颈部力量过低所致，而头部经常后仰可能是由于力量不足或张力过高导致。肌内效贴可以对颈部起到支持作用，改善头部异常姿势。

（5）吞咽困难：对由于吞咽肌群力量不足导致的吞咽困难，尤其是吞咽固体等质地较硬的食物较困难者，肌内效贴可以在吞咽时缩短肌肉收缩的距离，有助于吞咽动作更好地完成。

（四）肌内效贴的皮肤过敏情况

肌内效贴采用的贴布是防过敏的，一般成人和儿童均可以使用。临床上 2~3 岁的儿童使用后未出现过敏，一般贴扎 6~24 小时，最长不超过 48 小时。但如果有胶布过敏者，需由医生和治疗师评估后决定。

（五）肌内效贴的贴扎方法

肌内效贴贴扎术操作方法简便易行。有些患者希望自己购买贴布在家贴扎，不想往返医院，但该治疗的关键是贴扎方法的应用和贴布的质量。临床上医生和治疗师会根据患者的功能状况和肌肉解剖情况，随时调整贴布的走向和拉力，因此不建议患者自行贴扎。对于自身情况实在不方便的患者，必须经过医生或治疗师评估、指导下进行贴扎，而且需要在规定的时间内定期复查，以确保疗效。

（六）肌内效贴贴扎前后的注意事项

患者进行贴扎前，如果口周附体近毛太多，应该提前去除，以免影响贴扎的稳定性。贴扎完成之后，应尽量保持贴扎部位的干燥干净，若不小心弄湿，应及时用干毛巾擦干，禁用吹风机吹干。

（周惠嫦　陈丽珊）

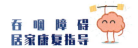

第四章　不同疾病的吞咽障碍居家康复方法

第一节　脑卒中

一、脑卒中患者的吞咽障碍特点

吞咽障碍是脑卒中（中风）患者的常见并发症之一，在脑卒中急性期很常见。通过评估发现，50%以上的脑卒中患者都存在吞咽问题，脑卒中急性期吞咽障碍的发病率达90%。因此，应重视脑卒中急性期吞咽障碍患者的确诊和处理。

脑卒中可影响任何一个吞咽器官，造成其功能障碍，引起相应的表现。实际上脑卒中患者往往同时存在多个吞咽器官的功能异常。脑卒中患者的吞咽障碍通常有以下特征：①吞咽唾液启动困难，吞咽唾液能力下降（干吞咽），严重者唾液不停地从口里流出；②咽期启动延迟，运送迟缓；③口腔期不协调；④咽肌收缩减弱，咽期清除能力下降，咳嗽能力减弱或消失；⑥常见饮水呛咳，导致患者拒绝喝水；⑦喉咽段功能障碍；⑧食管括约肌松弛不能，进食时可能误吸。这些临床症状与体征显示，脑卒中后，从口腔期到食管期的各阶段均可出现吞咽障碍，但不同部位脑卒中后吞咽障碍的侧重点则不同。

第四章　不同疾病的吞咽障碍居家康复方法

（一）皮质脑卒中

1. 左侧大脑皮质脑卒中

左侧大脑皮质脑卒中可导致吞咽失用和口腔期吞咽障碍。左侧大脑皮质前区脑卒中可能出现吞咽失用，伴有某种程度的口腔失用症，程度轻重不一。其特征为食物放在口中，但没有舌的运动，导致口腔期启动延迟。相反，如果让患者自行进食，反而出现较好的吞咽功能。

2. 右侧大脑皮质脑卒中

右侧大脑皮质脑卒中较左侧大脑皮质脑卒中咽期吞咽障碍更常见。右侧大脑皮质脑卒中的患者会出现轻度口腔期通过时间延迟（2~3秒）和咽期延迟（3~5秒）。当咽期启动时，喉部上提的时间也可能稍微延迟，从而造成吞咽前和吞咽时误吸。咽期运送时间延长，误吸发生率更高。

（二）大脑皮质下脑卒中

大脑皮质下脑卒中往往影响返回皮质的运动及感觉通路。大脑皮质下脑卒中常导致口腔期时间延迟（3~5秒），吞咽启动延迟（3~5秒）。由于吞咽启动延迟，少数患者可出现吞咽前误吸，或因咽神经肌肉控制欠佳，产生吞咽后误吸现象。如果无合并症，患者需3~6周的时间恢复经口进食；如果合并有其他疾病，如糖尿病和肺炎，患者需要更长时间才能恢复功能。

（三）脑干卒中

1. 脑桥卒中

脑桥卒中通常导致严重的肌张力高，主要出现在咽部，造成咽期吞咽不出现或延迟出现，一侧咽壁痉挛性瘫痪或麻痹，喉上提不足合并严重环咽肌功能障碍。

2. 延髓卒中

延髓是主要的低位吞咽中枢，该部位卒中通常引起口咽吞咽功能异常。一侧延髓受损者的口腔控制能力接近正常或基本正常，但会有明显的咽期启动异常和咽期吞咽异常。

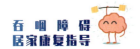

脑干卒中后吞咽不完全患者的临床特征表现为：①咽期反应缺少或延迟，口腔期和咽期收缩减弱，吞咽时有哽噎感；②喉上抬减弱，喉头关闭不全，饮水呛咳；③食管入口括约肌开放不全或完全不开放，常在进食时有呕吐和反流；④整体不协调，导致误吸、误咽。

二、脑卒中患者的进食和护理

脑卒中导致吞咽障碍的患者病情稳定后，由于各种原因，患者将会回归社会或家庭。在没有言语治疗师的情况下，家属如何将康复治疗手段延伸到家里，以帮助患者在家里安全地进食，以下方法能够提供帮助。

1. 了解患者的吞咽功能

回归家庭前，应向言语治疗师了解患者目前的吞咽功能情况与注意事项。

2. 选择食物

根据康复治疗师的指导，选择适当黏稠度的液体和食物，降低误吸风险。

3. 注意进食体位

合适的进食体位可以预防误吸。对于卧床患者，一般取躯干呈30°仰卧位，头部前屈；偏瘫侧肩部以枕垫起，照护者在患者健侧喂食。能够坐起者在进食时最好保持坐位，头部前屈，吞咽时避免向后仰头。患者在进食或饮水后应保持坐位至少30分钟，可以降低误吸或反流的风险。

4. 选择合适的进食环境

尽量避免边看电视边吃饭的习惯，选择安静、人员进出少的环境进食，并做到在患者吞咽时不要分散其注意力，更不能在其口里含有食物的时候问他问题。

5. 呛咳发生时的应对措施

当患者发生呛咳时，嘱其咳嗽或清咽，直到听起来患者的气道通畅、声音清晰。在发生呛咳后的24~72小时应监测患者体温，若有发热，应

第四章　不同疾病的吞咽障碍居家康复方法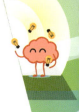

到医院做相应处理。

6. 口腔护理的重要性

脑卒中后，患者多伴有一侧偏瘫、肌无力、麻痹，食物也因此残留在患侧颊部。若未及时进行清理，食物会随着患者的呼吸而进入呼吸道，还会引起细菌感染。研究表明，吸入性肺炎的发生与口腔清洁有密切的相关性，因此患者进食后应进行口腔护理，将口腔内的食物清理干净。

（林　勉）

第二节　痴　呆

痴呆最常见的是阿尔茨海默病（AD）和血管性痴呆；前者也称为老年痴呆，俗称痴呆。这种疾病以记忆减退（渐进式的衰退）、认知障碍、人格改变、语言和吞咽障碍为主要临床特征，严重威胁着老年人的健康与生活质量。阿尔茨海默病以渐进式的记忆衰退为特征。

痴呆患者通常都伴有吞咽障碍。吞咽造影检查结果表明，只有7%的痴呆患者具有正常的吞咽功能。由于痴呆，这群患者很难进行各项功能性研究评估，治疗性训练的效果也较差。随着疾病的进展，吸入性肺炎常反复发生，患者的体重减轻，常会拒绝进食。此类吞咽障碍的患者最终需要考虑非经口的营养措施。

一、痴呆患者出现吞咽障碍的原因

1. 由吞咽器官功能引起

痴呆患者由于行为障碍，食物控制及协调性差，器官老化导致口腔结构和功能的改变，使其易患吞咽障碍。吞咽障碍导致食物、唾液容易呛入呼吸道，引起误吸，增加吸入性肺炎的风险，甚至发生窒息、死亡。

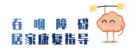

2. 由痴呆患者的认知障碍引起

一个吞咽过程的顺利完成，需要认知期、准备期、口腔期、咽期、食管期5个阶段的协调配合。痴呆所致的认知障碍可以影响以上各期，进而发生摄食吞咽障碍。严重痴呆患者的吞咽障碍可表现为口腔期功能障碍、咽期功能障碍，或者口、咽期均有功能障碍。正常进食除了需要正常的吞咽功能外，还需要有足够的注意力去完成咀嚼食物的动作，以及与吞咽有关的其他认知能力。在痴呆患者中，由认知障碍导致的吞咽障碍原因如下：

（1）食物失认症：患者无法辨识眼前的食物，不容易将食物放入口中并吃下，患者张口很慢，进食也慢。

（2）失用症：当认知功能持续下降，患者出现进食和吞咽的失用症，他们不会使用餐具自我进食。患者常常拿着筷子或汤匙在手里转来转去，好像在思考先用哪端。

（3）启动困难：口腔期吞咽难以启动，也是痴呆患者的特征之一。临床上表现为吞咽启动不能，患者常把食物含而不吞，吞咽食物和水时不协调，或吞咽时口腔期启动延迟，或进食时间延长。

二、痴呆患者的居家照护

痴呆患者本身对事物缺乏主动性和自知力，情绪及行为变得异常，个性转变，缺乏主动和积极的要求。患者可能由于经济等原因不能长期住院治疗，大多只能在门诊进行检查和治疗，平时在家中由家属进行监护和照料，因此掌握各种安全的进食方法尤为重要。

（一）原则

维持最佳功能、保持营养、防止脱水是治疗的最重要目标。吞咽训练应根据患者存在的具体问题采用不同的方法，包括准备特殊食物，限制食物种类，改善食物味道，尽可能使患者保持坐位进食等。

第四章 不同疾病的吞咽障碍居家康复方法

（二）认知训练

对于口腔期吞咽障碍患者需要侧重进行意识控制训练，保证患者有足够的认知能力去配合进食。

（三）痴呆患者的吞咽器官训练

对痴呆患者进行系统化的吞咽功能康复训练，可有效地避免患者咽下肌群出现失用性萎缩。通过加强对患者舌以及相关咀嚼肌的运动和按摩，可显著改善吞咽反射，提高吞咽灵活性；同时，进食与吞咽动作密切配合，可以更好地避免由于食物残留而造成的误吸发生，以及肺部感染等并发症的发生。

（四）痴呆患者的进食训练

1. 进食的时间要有规律

痴呆患者记忆力差，生活能力减退，容易出现错乱等情况，且多数伴有吞咽困难。进食时不宜过快，家人应注意观察，避免其呛咳，防止食物误吸入气管而引起窒息。对于拒食和不知饥饱的患者，要细心照看，防止噎食。

2. 体位的选择

首先要选择适合患者进食的体位。每个患者的体位并非完全一致，在实际生活中应因人而异。一般进食的体位为坐位，头稍微前倾为宜。对卧床患者，一般取躯干呈30°的仰卧位，头部前屈；偏瘫侧肩部以枕垫起，家人位于患者健侧，这样食物不易从口中漏出，利于食物向舌部运送，减少逆流和误咽。为防止食管反流造成的误吸，家属应让患者在餐后保持坐位半小时以上。

3. 食物的选择

根据患者的饮食特点及吞咽障碍的程度，选择易被患者接受的食物，应注意南方人喜稻米、北方人爱面食的饮食习惯。少吃多餐，应经常改变食物的味道和食物的质地；改变进餐环境，加强进食监督，通过口头提示、环境线索或直接给予帮助；采用最易吞咽的食物，胶冻样食物密

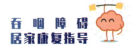

度均匀，易黏且不易松散，容易在口腔内移动，通过咽及食管时易变形，不易在黏膜上残留且不易出现误咽，如菜泥、果冻、蛋羹、浓汤等。

4. 注意进食一口量

一口量即最适于吞咽的每次进食的入口量。一般正常人一口量为稀液体 1~20ml，果酱或布丁 5~7ml，浓稠泥状食物 3~5ml，肉团平均为 2ml。喂食前应进行详细评估，确定患者安全的一口量（因人而异），尽量参考康复治疗师的评估结果。每次进食后，嘱咐患者反复吞咽数次，使食物全部咽下，也可饮用一口适量的水，防止食物误入气管，既有利于诱发吞咽反射，又能达到去除咽部残留食物的目的。

5. 居家康复吞咽训练的注意事项

家属在帮患者训练时，要密切观察患者的症状和安全状态，防止误吸。在帮痴呆患者进行吞咽功能障碍训练时，要注意患者的脱水及营养状态，及时补给。

（林　勉）

第三节　帕金森病

帕金森病（PD）是好发于老年人的常见的进行性中枢神经系统变性，发生于基底节的慢性进展性疾病。帕金森病继发吞咽障碍很常见，至少 50% 的帕金森病患者有吞咽障碍。如果合并有明显的痴呆，这种患者的吞咽障碍发生率更高。主要表现为主动运动执行障碍，其典型症状是静止性震颤、运动迟缓、肌强直和姿势步态异常。帕金森病的发病原因不明，但与神经递质多巴胺的减少或长期服用某种药物有关。

一、帕金森病患者吞咽障碍的特点

在帕金森病患者中，吞咽障碍很常见。在吞咽的几个时期中都会出

第四章 不同疾病的吞咽障碍居家康复方法

现异常，尤其以口腔期障碍最常见。有文献报道，75%以上的帕金森病患者存在口腔期吞咽障碍。僵硬和运动徐缓常出现在吞咽的任意阶段。由于语言运动受损、下颌关节活动范围减小、头颈姿势异常和进食冲动等常导致以下口腔期和咽期吞咽障碍。

1. 口腔期吞咽障碍特点

帕金森病常因存在舌肌震颤，导致舌后部抬高受限，使食物残渣残留在口腔，推动食团时会出现典型的舌重复前后滚动的状况。这种情况与肌肉僵直、肌张力不协调有关，最终患者会出现流涎、口腔运送延迟、舌颤、舌运动启动延迟、食物过早溢漏进咽腔等症状。

2. 咽期吞咽障碍特点

咽期吞咽障碍通常在疾病进一步进展后才会出现，咽期受损常表现为吞咽延迟、咽清除力较差、喉抬升及闭合不够、喉渗漏和误吸。此期吸入性肺炎的发生率将会逐渐增多。在疾病晚期，喉上抬和喉部闭合不全时，这些食物会进入呼吸道，出现喉渗漏和误吸，加重吸入性肺炎的风险。

3. 食管期吞咽障碍特点

帕金森病患者也可出现各种食管运动的异常，包括环咽肌异常、食管蠕动减弱，甚至出现自发的孤立的异常收缩。这种收缩不能产生有效的蠕动，导致出现食管运送延迟、胃食管反流等。这些异常除因病变本身导致外，还可能与治疗药物的不良反应相关。

二、帕金森病患者的居家训练方法

（一）原则

（1）与其他吞咽障碍一样，根据吞咽障碍的机制，确定帕金森病患者吞咽障碍的治疗计划。

（2）由于帕金森病是进展性疾病，干预策略也要随病程进行相应调整。

（二）方法

随着病情的进展，帕金森病患者唾液增多、吃东西含而不吞、呛咳等现象会逐渐加重，这些症状的出现与患者的认知能力下降、感觉减退、肌肉僵直、肌张力不协调等有关，因此应早期进行干预，综合治疗。

1. 认知训练

晚期帕金森病患者伴有认知障碍，即使见到食物亦无任何反应。对食物反应冷漠，使得进食和吞咽更加困难。认知训练应成为治疗的一部分，早期干预可以改善患者认识能力、言语能力和吞咽障碍的自知力，促进患者主动参与治疗。

2. 口周肌群训练

针对帕金森病患者唾液增多等情况，家属可以让患者进行口唇闭锁练习，如抿嘴、鼓腮、吹口哨等，提高唇颊控制能力，改善唾液或食物从口中流出的情况。随着患者吞咽次数的增多，流涎的现象也会得到控制。

3. 舌制动吞咽法

针对帕金森病患者含而不吞、舌肌震颤的情况，可以使用舌制动吞咽法。家属用纱布包裹并拉出患者的舌尖部，同时嘱患者做空吞咽动作。通过对舌的制动，使咽后壁向前突运动，与舌根部相贴近，增加咽的压力，使食团推进加快。

4. 声带闭合、喉上抬训练

针对帕金森病患者呛咳等情况，可以让患者做声带闭合、喉上抬训练。练习腹式呼吸并做咳嗽训练：腹式呼吸维持5~10秒，做一次咳嗽，视患者情况决定练习次数。通过声门开始发音，逐渐增加音量：发元音"i"训练，音调由低音，逐渐延长发高音调，促进声带最大限度地闭合。运用各种音调进行持续性发音，训练声带向前关闭及喉上抬运动。强化声门闭合训练：家属嘱咐患者坐在椅子上，患者双手支撑椅面做推压运动和屏气。此时胸廓固定，声门紧闭，然后突然松手，声门打开，呼气发声。

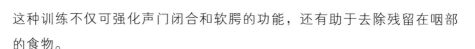

第四章　不同疾病的吞咽障碍居家康复方法

这种训练不仅可强化声门闭合和软腭的功能，还有助于去除残留在咽部的食物。

5. 感觉刺激训练

患者开始吞咽之前给予感觉刺激，使其能够快速启动吞咽。对于口腔感觉差的患者可用冰棉棒刺激或者冰水漱口。将冰棉棒置于患者口内腭咽弓处并平稳地做4~5次垂直方向的摩擦，然后做一次空吞咽，这样可以使咽期的吞咽快速启动，减少含而不吞的症状。如出现呕吐反射，则应终止训练。

（林　勉）

第四节　颅脑损伤

一、颅脑损伤患者吞咽功能的特点

吞咽障碍是颅脑损伤患者常见的并发症，常引起脱水、营养不良、吸入性肺炎、心理障碍等不良后果，是导致患者生存质量下降、病死率上升的重要因素。据研究统计，颅脑损伤后吞咽障碍的发生率为25%~61%。正常人在发生误吸时通常会通过咳嗽等方式将异物排出呼吸道，而颅脑损伤患者由于神经肌肉损伤或咽喉部运动功能减退等原因，其咳嗽力量减弱，甚至在异物进入呼吸道时没有咳嗽、气道痉挛等生理表现，成为隐匿性误吸（这种情况的发生率高达40%~60%）。由于异物长期侵袭，患者很容易患吸入性肺炎、不明原因发热、营养不良等并发症。

二、颅脑损伤后吞咽障碍与其他神经源性吞咽障碍的区别

颅脑损伤导致的吞咽障碍与脑卒中导致的吞咽障碍不同，颅脑损伤

导致的吞咽障碍患者可能会伴有认知障碍，通常表现为注意力和专注力容易分散、学习和记忆障碍、推理能力障碍、执行功能障碍以及精神障碍等。这些认知功能障碍均可能导致患者即使存在吞咽功能，仍然不能很好地完成进食活动。

我们可以将吞咽前的摄食活动分为三个部分：认识、判断、执行。患者需要先认识到食物的种类、硬度、颜色、温度、味道等，进而判断这种食物该如何吃，使用什么样的餐具，一口吃多少等。在经过这一系列的认识和判断后，患者才会采取正确的姿势，使用合适的餐具将食物送到嘴里进行咀嚼吞咽。伴有认知障碍的患者，则可能在一开始的认识食物阶段就出现障碍，患者可能对食物、餐具的认识有困难，也不懂得该如何去处理食物，怎么使用餐具等。在执行阶段，由于注意力不集中或者意识不清醒，患者往往不能主动将食物放入口中，或是进食开始后没有继续的行为，将食物含在口中不下咽。

三、对颅脑损伤后吞咽障碍患者进行康复训练的意义

进食是人类的本能，也是人类生存所必需的能力。但由于疾病或各种原因，导致许多患者丧失了这种能力，特别是颅脑损伤的患者。研究统计，颅脑损伤后吞咽障碍的发生率为25%~61%。即使吞咽功能保存良好，患者通常也可能由于认知功能障碍而出现食欲缺乏、流涎、严重呛咳等表现。科学及时的吞咽功能训练有助于患者改善营养，预防口腔、舌咽部、喉及食管肌肉的萎缩，提高患者的生活质量，重建患者回归家庭和社会的信心。

四、出现吞咽障碍的颅脑损伤患者的康复训练

（一）颅脑损伤的严重程度分级

格拉斯哥昏迷指数（GCS，简称昏迷指数），是由Jennett博士1974年于格拉斯哥提出的。这项指数在1977年做过小幅度修正。因为

第四章　不同疾病的吞咽障碍居家康复方法

使用简单、客观，昏迷指数在这几十年来已经成为全世界评估昏迷程度的主要标准，被广泛应用于临床颅脑损伤的伤情评估、临床分型以及颅脑损伤的预后判断等。其使用范围也不局限于头部外伤，如脑卒中等可造成意识障碍的中枢神经系统疾病大多也使用此项指数。

昏迷指数的评估包含睁眼反应、语言反应与运动反应三部分。

1. 睁眼反应

患者自己能张开眼睛得 4 分，听到别人说话而张开眼睛得 3 分，若因为检查者施以疼痛刺激而张开眼睛得 2 分，完全没有睁眼反应得 1 分。

2. 语言反应

对时间、地点、人物等定向问题可以正确回答得 5 分，虽可回答问题但答案错误得 4 分，回答文不对题但仍有语言结构得 3 分，能发出声音但无法了解其意思得 2 分，无法发出声音得 1 分。

3. 运动反应

可以遵从口头指示做动作得 6 分，疼痛刺激时手脚可向刺激处移动得 5 分，疼痛刺激时肢体可回缩得 4 分，疼痛刺激时肢体呈屈曲反射得 3 分，疼痛刺激时肢体呈伸张反射得 2 分，身体全无运动反应得 1 分。

将三个部分分数相加后昏迷指数总分为 15 分，最低为 3 分。颅脑损伤患者的昏迷指数，如果是 13~15 分，病情为轻度；9~12 分，病情为中度；低于 9 分即是严重颅脑损伤。

（二）基础训练

1. 基础训练的目的

严重的吞咽障碍往往与患者的吞咽器官运动和感觉功能受损有很大关系，而对吞咽器官如唇、舌、软腭等进行基础训练，可有效预防失用性功能减退，改善患者的运动和感觉功能。另一方面，基础训练可以改善患者的运动协调性，控制肌张力。

2. 基础训练的应用原则

尽早开始，通常先于摄食训练，也可与摄食训练并用，安全原则应

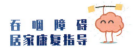

贯穿始终。

3. 各吞咽器官的训练方法

（1）头颈部放松/控制：头颈部的放松和良好的控制是吞咽器官训练的前置条件，需提前确保。

（2）放松方法：包括牵伸、按摩、热敷、电疗等。

（3）控制训练：提高头颈部肌群的力量，学习正确控制头部位置的方法，指导患者进行各方向头部运动和提肩沉肩运动，根据患者的不同情况设置训练量。

（4）口腔器官运动体操

1）口唇运动练习：口唇可以包纳食物在口中不致流出，保持吞咽时口腔的压力。若口唇力量下降，将会影响食物在口腔的保持，不能很好地将食团控制在口中，直接影响口腔期吞咽；口唇力量下降也是导致流涎的常见问题。口唇运动练习的目的是加强口唇的运动控制、力量及协调，从而提高进食吞咽的功能。

增强口唇力量的训练方法：①抿起口唇，说"嗯"，维持5秒。重复做5次。②拢起口唇，说"乌"，维持5秒。重复做5次。③说"衣"，随即说"乌"，然后放松。快速地轮流重复5~10次。④闭紧口唇，维持5秒，放松。重复5~10次。⑤口唇含着压舌板并用力闭紧及拉出压舌板，拉出与口唇对抗。放右边再做。重复5~10次。

2）下颌、面部及颊部运动训练：能加强上下颌的运动控制、稳定性、协调性和力量，从而提高进食咀嚼的功能。①把口张到最大，维持5秒，然后放松。②把下颌向左右两边移动，维持5秒，然后放松，重复做10次。③把下颌移至左/右边，维持5秒，然后放松，或做夸张咀嚼动作，重复做10次。④紧闭口唇、鼓腮，维持5秒，放松，再将空气快速地在左右面颊内转移，犹如漱口动作。重复5~10次。⑤咀嚼训练：将不同软硬度的食物用纱布包裹，进行单侧、双侧、横咬合的运动，增加下颌骨的稳定性及张口的能力。

第四章 不同疾病的吞咽障碍居家康复方法

3）舌、软腭的力量及运动训练：目的是加强舌及软腭的运动控制、力量及协调性，从而提高进食及吞咽功能。①舌尽量伸出口外，维持5秒，然后缩回，放松。重复5~10次。②舌尽量贴近硬腭向后缩回口腔内，维持5秒，然后放松，重复5~10次。③快速做伸缩舌运动。重复5~10次。④张开口，舌尖抬到门牙背面，维持5秒，然后放松。重复5~10次。⑤张开口，舌尖抬到门牙背面，贴硬腭向后卷，即做卷舌运动。连续5~10次。⑥舌尖伸向左唇角，再转向右唇角，各维持5秒，然后放松。连续5~10次。⑦运用压力和温度刺激，促进感觉，即将一冰冻勺放置于舌尖、舌体、舌根上，轻轻下压，嘱患者将勺抬起；给患者冷或者酸的食物做味觉刺激；用不同形状、大小和质地而又容易被舌运送的食物训练进食动作。

4）声带闭合、喉上抬练习：①练习腹式呼吸，做咳嗽训练。腹式呼吸维持5~10秒，做一次咳嗽。按循序渐进的原则，根据患者的体力及动作领悟能力制订练习总次数。②通过声门开始发声，逐渐增加音量，发元音"a""u""i"，逐渐延长发音时间。

4. 呼吸训练

（1）呼吸训练的目的：通过各种呼吸运动和治疗技术来重建正常的呼吸模式，增强呼吸肌功能，改善肺通气，减轻呼吸困难，提高肺功能。

（2）腹式呼吸的禁忌证及注意事项

1）呼吸训练的禁忌证：①临床病情不稳定、感染未控制。②合并肺动脉高压或充血性心力衰竭、呼吸衰竭。③训练时可导致病情恶化的其他临床情况，如不稳定型心绞痛及近期心肌梗死，明显肝功能异常、肿瘤转移、近期脊柱损伤、肋骨骨折、咯血等。④严重认知功能障碍。⑤影响记忆和依从性的精神疾病。

2）呼吸训练的注意事项：①选择适宜环境训练，避免过多干扰。②教会患者放松的技巧非常重要（包括姿势放松和辅助呼吸肌放松）。③训练要适度，量力而行，避免屏气和过分减慢呼吸频率。④训练时或

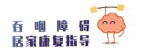

训练后若出现疲劳、乏力、头晕等症状，应及时调整训练方案。⑤训练后可进行适量体力训练。⑥营养、心理状态和生活习惯等方面要做出适当的调整。

（3）腹式呼吸的训练方法

1）仰卧位（闭目静心）：平躺于床上后，闭目，全身放松。双手臂伸直自然地平放于身体两侧。

2）仰卧位（腹部感觉）：患者将左手放在腹部，感觉左手是如何随着呼吸而上下起伏的，吸气时腹部鼓起，呼气时腹部凹下。

3）仰卧位（胸腹同感）：让患者左手放在腹部，右手放在胸部，感受呼吸时只有放在腹部的左手随呼吸上下运动，而放在胸部的左手是不动的。

4）仰卧位（口腹同感）：让患者将左手放在腹部，右手放在口前；吸气时左手随腹部鼓起，然后缩拢双唇缓慢呼气，此时放在口前的右手能感觉气流喷出，同时左手随腹部凹下去。

5）坐位（坐位训练）：头颈部保持放松，坐姿端正。让患者挺直腰坐在小凳上，将左手放于腹部，感觉呼吸时腹部的起伏动作。

（4）咳嗽训练方法：①咳嗽前应先缓慢深吸气，吸气后稍屏气片刻。②然后躯干略向前倾，两侧手臂屈曲，平放在两侧胸壁下部，内收并稍加压。③咳嗽时腹肌用力收缩，腹壁内陷，一次吸气，可连续咳嗽三声。④停止咳嗽并缩唇，将剩余气体尽量呼尽。⑤再缓慢吸气或平静呼吸片刻，准备再次咳嗽的动作。

如果深吸气诱发咳嗽，可试着断续分次吸气，争取肺泡内充分充气，增加咳嗽的效率。在此过程中，还应注意动作的连贯性，一气呵成。同时在咳嗽时，也可叩击前胸，或由家属协助叩击后背，振动支气管内的分泌物，增加咳嗽排痰的力度。

（5）吞咽模式训练

1）训练步骤：①从鼻腔深吸一口气，然后完全屏住呼吸。②空吞咽2~3次为极限，也可在确认口腔内卫生后用少量水来吞咽。③吞咽后

第四章 不同疾病的吞咽障碍居家康复方法

立即咳嗽。

2）训练原理：屏住呼吸使声门闭锁，声门气压加大，食块难以进入气道，然后通过呼气把食块从气道排出。其中很重要的一点是在空吞咽时不要吸气，否则会吸入残留在喉前室的食物，产生逆反效果。

5. 进食训练

（1）步骤：经过基础训练后，逐步介入进食训练。选择适合患者进食的体位、食物性状及进食一口量，同时应注意进食训练前后认真清洁口腔。

（2）进食训练的启用指征及应用原则

1）启用指征：患者意识清醒，可配合完成指令且依从性好。此外，患者的全身状态稳定，可产生吞咽反射，即使有少量误咽也可以通过随意咳嗽排出。未达到该标准的患者禁止进行进食训练，以免发生危险。

2）应用原则：首先，进食训练应该在一个安静适宜的进食气氛与环境中进行，避免打闹、玩笑以及电视等因素的干扰。其次，患者需要主动并积极参与其中，患者及其家属都应充分理解进食训练的原则以及注意事项。最后，安全原则必须贯穿始终，所有的训练都必须在安全的前提下进行。

（3）食物的选择：根据吞咽障碍的程度，本着先易后难的原则准备食物，一般选择密度均匀、胶冻样、不易松散、易于通过咽和食管且不易发生误吸的食物，兼顾色、香、味及温度等。开始应选择半流质食物或菜泥、蛋羹等易于在口内控制的食物，建议根据患者的喜好增加味道，准备富有营养的食物。

（4）患者体位摆放及喂食者的位置：可根据患者情况选择坐位、半坐卧位等体位，躯干至少抬高30°，头稍前屈，双侧肩部及大腿下方垫软枕，喂食者位于患者身体健侧，这种体位可以防止食物从口中漏出，还可以减少误吸的危险。坐位进餐时，双脚平稳接触地面，双膝关节屈曲90°，躯干挺直，前方放一适宜餐桌，双上肢自然放于桌面。适合患

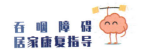

者的体位并非完全一致，实际生活中应因人而异予以调整。

（5）进食辅助技巧（进食提醒、食物入口位置、一口量/进食速度、吞咽辅助手法、清洁口腔/排痰）：喂食前需清洁口腔以增进食欲。对于咳嗽、痰多患者，进食前要鼓励患者充分咳嗽、咳痰，清理口腔中的分泌物，避免进食中咳嗽。选用大小适宜的餐具，喂食时将食物放在舌中部或颊部。要控制好一口量。过多可引起误吸、漏吸；过少则刺激强度不够，难以诱发吞咽反射。正常人最适合的一口量约为20ml，一般先以约5ml开始，逐步增加一口量。调整合适的进食速度，观察患者是否出现吞咽动作，喂食速度不易过快，避免两次食物重叠入口。少食多餐，进食后不宜翻身或立即平卧，应保持坐位或半坐卧位30分钟以上，以免胃内容物反流。

（6）针对认知障碍的吞咽训练：在人们吃东西之前，大脑需要先对所摄取食物的硬度、一口量、温度、味道、气味进行认识和判断，决定进食速度与食量，同时预测在口腔内的处理方法，这是对食物进行咀嚼和吞咽前的必要前提。然而，颅脑损伤患者随着认知功能的减退，对食物进行认知的能力也下降，进而导致一系列的吞咽障碍。

对于有认知障碍的患者，我们首先是为其提供一个适宜的进食环境，因为患者的注意力很容易被其他无关物品所吸引，因此我们要去除进食环境中不必要的干扰，同时在患者前面放置一面镜子，给患者提供一个视觉信息的反馈。第二步是让患者去认识食物，我们可以准备一些患者喜欢吃的食物，然后引导患者一起去看、闻、触摸、舔、咬该食物，让患者对食物的种类、气味、口感等有一个清晰的认识。第三步是让患者模仿不同的进食动作。在进食的同时，可以让患者观看相应的进食图片。如吃面包时，可以给一个人在吃面包的图片让患者进行模仿；而在喝水的时候，则给出一个人在喝水的图片。让患者模仿图片里面的进食动作。

（朱　洁）

第四章　不同疾病的吞咽障碍居家康复方法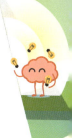

第五节　头颈部肿瘤

一、简单认识头颈部肿瘤

头颈部肿瘤主要分为颈部肿瘤、口腔颌面部肿瘤及耳鼻喉科肿瘤三大类。颈部肿瘤比较常见的是甲状腺肿瘤，口腔颌面部肿瘤常见的为舌癌、牙龈癌、颊癌，耳鼻喉科肿瘤常见的有喉癌、鼻咽癌。其中，鼻咽癌是指发生于鼻咽黏膜上皮的恶性肿瘤，我国广东地区多发。

二、头颈部肿瘤患者放疗后出现吞咽障碍的相关症状

放疗是指利用高能量的放射线杀死肿瘤细胞，是治疗恶性肿瘤的一种重要手段，对于许多癌症可以取得较好的效果。由于放射线不可避免地会损伤正常组织，而头颈部肿瘤的病灶邻近口咽腔，因此会出现以下与吞咽、言语有关的症状。

（1）口干：唾液腺作为一个非常敏感的组织，会首先被累及，几乎所有头颈部肿瘤患者放疗后都有口干的问题。很多患者进食食物时需要用水送服。口干的同时会影响口腔自我清洁能力，导致龋齿、口腔炎症等问题的出现。

（2）肌肉变硬：医学上称为"纤维化"。由于放射线会损伤正常肌肉组织，影响肌肉弹性和功能，因此患者可能出现颈部紧缩感，下颌关节有僵硬感，严重者会出现张口和颈部活动受限，颈部和两侧咬肌僵硬如板等症状。

（3）舌不灵活：很多患者慢慢会出现舌肌萎缩，即常见的"歪舌头"或"舌头缩小"。开始时只有舌外观的变化，患者不一定能感受到舌不灵活。久而久之，患者会出现说话不清、进食时舌头搅拌食物感到困难，甚至出现吞咽困难，需要改变食物种类或性状来维持进食。

（4）鼻音重：由于软腭、悬雍垂纤维化，从形态上观察，患者张

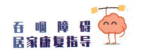

口时会发现自己的"小吊钟"变小，或者在发"a"音的时候"小吊钟"向上提起的幅度减少或不动，说话时声音感觉比生病前鼻音变重，喝水或进食时食物容易跑到鼻腔或从鼻孔流出等。

（5）呼气缩短：有些患者在说话时间过长时会出现疲劳，或不能一口气说完一句话，咳嗽费力，有时候连续咳嗽好多次也不能将异物咳出。

（6）吞咽障碍：出现吞咽固体食物困难，甚至糊状和液体食物都难以吞下，吃东西时或吃完东西后出现呛咳、痰多，不明原因的反复发热和肺炎等。

并不是所有的头颈部肿瘤患者都会出现吞咽障碍，有些患者放疗后可以一直保持良好的吞咽功能；有些患者可能在一次感冒或者小型脑卒中等诱因下，引起吞咽功能急剧下降；有些患者在放疗后立即或慢慢出现吞咽障碍。无论是哪种情况，一旦患者出现吞咽障碍，都具有不可逆、不能痊愈和功能不断减退的特点，因此，该部分患者应做好长期"作战"的准备，定期到医院接受吞咽治疗，有助于改善吞咽功能。如果患者处于功能减退进展期，即使每天到医院接受治疗，其吞咽功能也有可能持续下降，但相对于不接受治疗的患者，功能减退的速度会相对慢一些。

三、头颈部肿瘤患者放疗后出现吞咽障碍的就医情况

（1）肿瘤科：定期到肿瘤科进行复诊，检查病灶情况以及有无肿瘤复发的情况。

（2）口腔：建议定期到口腔科接受口腔医生的检查和建议，避免出现口腔炎症和龋齿等问题。如果口腔保健不到位，很可能降低患者的抵抗力，增加感冒、肺炎的发生风险。

（3）耳鼻喉科：部分患者会出现听力下降、耳部结构损坏甚至糜烂等情况，由于耳部和咽喉部相连，耳部的功能障碍可能威胁到咽喉部的呼吸和吞咽功能。气短和声音嘶哑的患者可能需要接受喉镜等相关检查。

（4）康复科：康复科医生为患者进行功能情况评定后，对于适合

第四章　不同疾病的吞咽障碍居家康复方法

接受康复治疗的患者，会转介到言语治疗师处进行详细的吞咽功能评估和吞咽治疗。

（5）营养科：头颈部放疗后的患者身体一般会变得消瘦，如果伴有吞咽障碍，营养情况更加难以保证，咨询营养科医生有利于改善患者营养和增强抵抗力。

（6）心理：由于放疗后吞咽障碍的患者需要长期接受治疗，身体的变化、疾病对生活和工作的影响、经济负担、别人异样的目光等，均可能对患者的心理造成一定的压力。

（7）消化科：对于严重吞咽障碍、不能用口进食的患者，长期留置鼻饲管可能会增加肺部感染的风险，此时患者可能需要进行胃造瘘术帮助患者进食。

四、头颈部肿瘤患者放疗后吞咽功能的改善

当患者由康复科医生转介到言语治疗师进行详细的吞咽功能评估后，言语治疗师会根据评估结果制订对应的治疗方案，如吞咽功能运动训练、感觉刺激训练、神经肌肉电刺激、手持式感应电刺激、球囊扩张术、经颅直流电刺激等。对于心理焦虑或睡眠障碍的患者，还可能应用体感音波治疗技术。如果患者出现严重的颈部变硬和活动受限，需要与物理治疗师合作进行中频电刺激技术、超声波、超短波及手法推拿等方法治疗。

五、头颈部肿瘤患者放疗后居家康复训练

（一）预防胜于治疗——走在吞咽障碍出现前

并不是每位头颈部肿瘤患者都会出现吞咽障碍，但是每位头颈部肿瘤患者都会出现口干，并且大部分患者都会出现面部和颈部肌肉的纤维化。因此，张口训练和口腔保健是必需的。建议在言语治疗师的指导下进行以下的居家康复训练。

1. 张口训练

患者对着镜子,用手指揉按耳前 1cm 的面部区域和下颌角区域(即下关穴和颊车穴区域)的肌肉,以便放松肌肉。然后张口至最大范围,维持 1~3 秒,闭合。每 10 次为一组,重复 10 组,每天 300~500 次。训练时需要注意上下牙齿对齐,没有错位。有脱臼和错位的患者慎用。

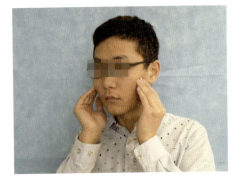

揉按耳前 1cm 的面部区域

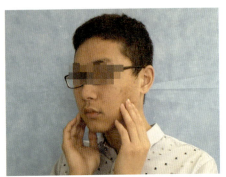

下颌角区域

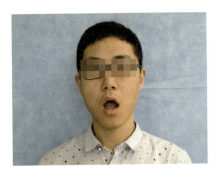

张口维持

2. 颈部运动训练

患者坐在有靠背的椅子上,头部缓慢向前运动至最大范围,维持约 3 秒,再缓慢回到头部中立位,然后头部缓慢向前、向后、向左、向右、左右旋转和侧屈运动。5~10 次为一组,每天 3 组。注意动作要缓慢、轻柔,有颈椎病的患者慎用。

第四章 不同疾病的吞咽障碍居家康复方法

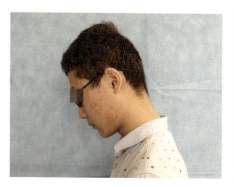
前屈

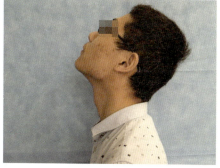
后伸

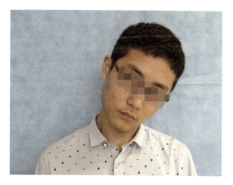
左侧屈

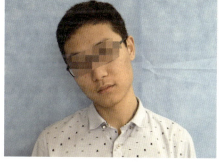
右侧屈

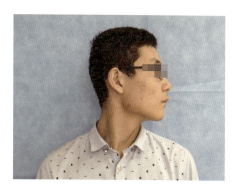
左旋转

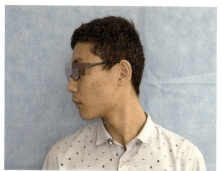
右旋转

3. 肩颈运动

耸肩—维持—放松，保持 3~5 秒。10 次为一组，每天 3 组。

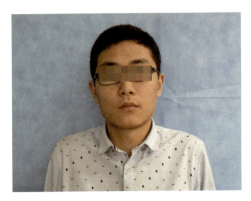

耸肩维持

4. 口腔保健

少量多次喝水，避免一次大量喝水。进食后应漱口和喝水以清理口咽部。定期到口腔科保健牙齿。

（二）慧眼识征兆——打有准备的仗

患者出现吞咽困难需要求医时，其吞咽功能往往已经到了很严重的地步，因此，尽早识别吞咽障碍的早期征兆，对于缓解吞咽功能减退和防止严重并发症有重要意义。如果患者出现以下情况，可以到康复科咨询。

1. 颈部活动范围受限

早期患者不一定能感觉到自己的颈部活动范围受限，但是如果用手摸到颈部和面部（尤其是病灶区）的皮肤弹性降低，开始有点变硬，应该引起注意。

2. 舌偏歪

有些患者舌偏歪可能只影响说话的舒适度和清晰度，对患者吞咽的影响一般不明显。但如果不尽早干预，舌推送力量可能会逐渐降低，最终引起吞咽困难。

第四章　不同疾病的吞咽障碍居家康复方法

3. 张口受限

患者张口不能伸进 3 根手指（张口高度 <3cm）为张口受限，也是颞下颌关节纤维化的表现，通常与颈部变硬（颈部纤维化）同时发生。

（三）坚持训练——保持最佳的吞咽功能

头颈部放疗后吞咽障碍的康复，需要患者定期到康复科言语治疗室进行治疗，也需要患者每天在家进行训练，正确的居家康复训练能起到很好的锻炼效果。以下将介绍一些常用的训练方法。但由于每位患者的情况不同，并不一定全部需要锻炼，而且运动方法可能需要酌情修改，因此患者必须在言语治疗师的指导下才能进行训练，避免训练错误或者动作不到位导致疗效不佳。

1. 下颌功能改善

（1）张口训练：已经出现张口受限的患者，面对镜子，用手指揉按面部和颈部的僵硬部位进行放松，张口—维持—闭口，维持 3~5 秒，重复 5~10 次。用纱布包好的开口器或木塞缓慢从一侧口角旋转进入，随之张口至最大，维持 3~5 秒，旋转取出开口器，揉按下关穴和颊车穴及周边区域进行放松。用同样的方法锻炼另一侧，重复 5~10 次。每天酌情增减次数。

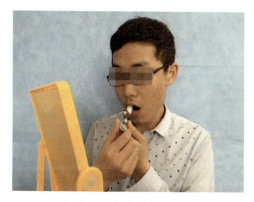

使用开口器进行张口训练

（2）咀嚼训练：咀嚼无糖口香糖或坚果。对于有误吸风险的患者，可以用薄毛巾或纱布包裹坚果，咀嚼后不吞咽。

2. 改善纤维化

颈部僵硬时可以用去掉刀片的电动剃须刀或电动牙刷，对面部和颈前、颈两侧、颈后部进行振动放松，振动时应避开颈动脉窦（男生的喉结或女生颈部从上到下摸到的第二块最突出的骨头处，两侧均旁开2cm、搏动最明显的地方即为颈动脉窦），避免影响脑部供血。

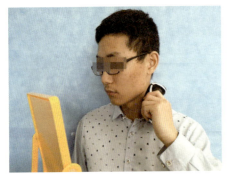
颈部振动按摩

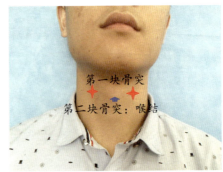
颈动脉窦展示图

3. 改善舌运动

（1）舌运动训练：患者对着镜子，舌向前、向左、向右、向上、向下方运动，每个方向维持3~5秒，10次一组，每天3组。避免出现下颌代偿，即下颌跟随舌一起运动，一旦出现应停止舌运动训练。对于舌力量较好的患者，可使用勺子进行抗阻训练。

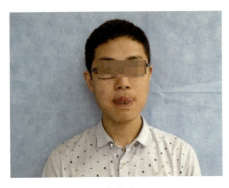
舌向上

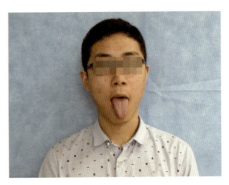
舌向下

第四章　不同疾病的吞咽障碍居家康复方法

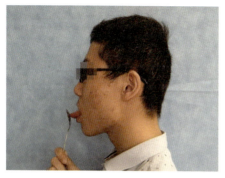

舌向前抗阻

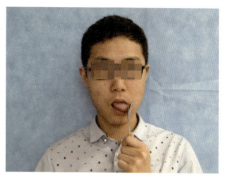

舌向左抗阻

（2）拉舌训练：对着镜子，用干净毛巾或纱布轻柔按摩舌体，起到放松的作用；然后用纱布或毛巾包裹好舌体，缓慢前拉舌头至患者有牵拉感，患者后缩舌头与前拉的力量抵抗，维持1~3秒。前拉力量应该根据舌后缩的力量做调整，避免过度用力拉伤舌头或引起错误的舌运动模式。一旦出现下颌随着舌运动而运动的错误模式，应停止操作。患者也可以自行购买吸舌器进行训练。

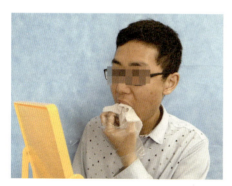

拉舌训练前的自我按摩

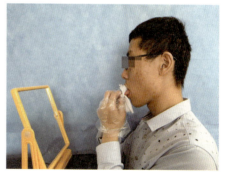

自我拉舌训练

4. 改善嗓音功能

（1）软腭训练：患者捏着鼻子发"a"或"i"音，提高软腭上抬，每次3~5分钟，有利于改善鼻音和鼻反流情况。

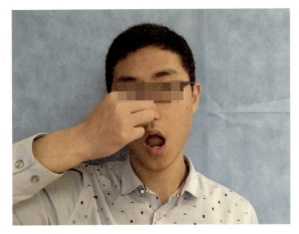

软腭训练

（2）声嘶训练：患者缓慢发出"s"音或者哈气音，每次不超过5分钟。有助于放松声带，避免声带过度紧张。

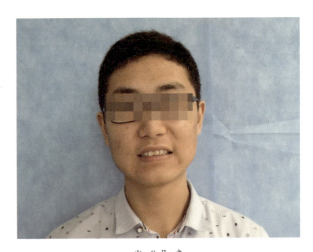

发"s"音

5. 呼吸训练

（1）膈肌呼吸训练：患者取仰卧位，腹部可不放或放沙袋（或放

第四章 不同疾病的吞咽障碍居家康复方法

1~2kg 的物品），感受吸气时腹部隆起，呼气时腹部扁平的状态。训练时应避免胸廓代偿运动，每次 5~10 分钟，每天 3 次。

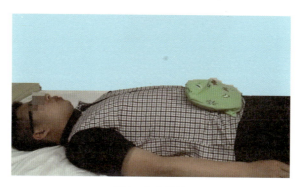

膈肌呼吸训练

（2）缩唇呼吸训练：吸一口气，口唇缩圆，慢慢把气呼出，避免一口气吹出。有利于改善气道功能。

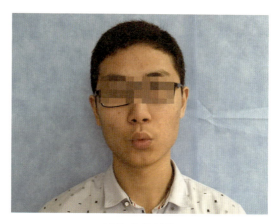

缩唇呼吸训练

6. 吞咽训练

（1）低头吞咽：吞咽食物时低下头，有利于降低进食误吸风险。

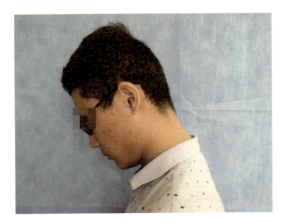

低头吞咽

（2）侧方吞咽：头部侧向一方，有利于清除该侧喉部的异物，且有利于另一侧的咽喉部食物的推进。

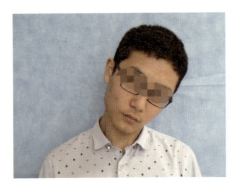

侧方吞咽

（3）转头吞咽＋低头吞咽：头转向患侧，有利于用另一侧（健侧）进行吞咽，可减少误吸风险。

第四章　不同疾病的吞咽障碍居家康复方法

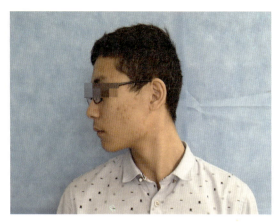

转头吞咽

（4）喉部上抬运动：患者吮吸用湿润纱布包裹的两只手指，或者直接吮吸蘸水的三根棉签，吮吸时体验舌后缩和喉部肌肉用力的感觉。每组10次，每天3组。有利于促进吞咽力量。

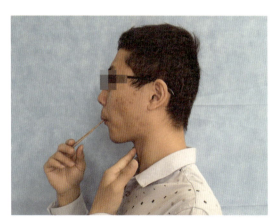

喉部上抬训练

（5）声门上吞咽：先深吸气，保持屏气，同时吞唾液或空咽；呼气的同时马上咳嗽；再次吞咽唾液，然后正常呼吸。此方法可降低进食过程中食物误吸入肺的风险。

（周惠嫦　陈丽珊）

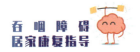

第六节 运动神经元疾病

一、概念

运动神经元疾病（MND）是一组原因不明，缓慢进展，选择性侵犯上、下运动神经元而引起的大脑运动皮质椎体细胞或椎体束及脊髓前角、下位脑干运动神经核的进行性变性疾病。简单来说，这类疾病的患者肌肉力量不断减弱，而感觉系统通常不受累。

二、运动神经元疾病与吞咽障碍的关系

正常的运动需要有正确的感觉输入和运动控制模式才能完成。要获得正确的运动控制，必须有正常的肌肉张力、肌肉力量和肌肉协调性。这类疾病一般不影响肌肉协调性，但是会影响肌肉张力（上运动神经元受损）、肌肉力量（下运动神经元受损）。如果患者的吞咽肌群、颈部肌群和呼吸肌群受到这种疾病的影响，则会出现相应的吞咽困难和呼吸问题，而且症状会进行性加重。

三、运动神经元疾病的种类

运动神经元疾病是一个大家族，表4-1中介绍这个大家族的成员。

表4-1 运动神经元疾病

性质	分型	发病年龄	受累部位	临床表现
上运动神经元受累	原发性侧索硬化	中年男性	仅累及锥体系（大脑锥体细胞和锥体束）	较罕见，常见首发症状为双下肢对称性僵硬、乏力，行走呈剪刀步态。逐渐进展累及双上肢，一般无肌萎缩和肌束震颤，感觉无障碍，若累及皮质延髓束，可出现类似延髓麻痹的表现

第四章　不同疾病的吞咽障碍居家康复方法

续表

性质	分型	发病年龄	受累部位	临床表现
下运动神经元受累	进行性脊肌萎缩	多为遗传性（婴儿或少年）获得性（30岁左右）	大多数先累及脊髓颈膨大的前角细胞，少数从腰膨大开始	一侧或两侧手→前臂→上臂→肩带肌→脑神经支配肌肉，可出现明显的肌束颤动、肌力减退、肌张力减低、腱反射减弱或消失
下运动神经元受累	进行性延髓麻痹	中年后起病	早期侵犯延髓，后期脑桥和双侧皮质脑干束受损	病情进展相对较快，病程多在3年左右。前期延髓表现为吞咽相关肌群受累，吞咽困难、误吸、咳嗽无力、呼吸困难；后期脑桥和双侧皮质脑干束受损时会出现假性延髓性麻痹，如强哭、强笑等
下运动神经元受累	脊髓灰质炎后综合征	获得性	脊髓灰质	脊髓灰质炎进入静止期若干年后，重新出现进行性肌肉萎缩、无力、疼痛的症状，临床表现为进行性肌无力，肌痛，疲劳，活动水平降低，关节痛，背痛
上、下运动神经元均受累	肌萎缩侧索硬化	多为获得性（40~50岁）	脊髓前角细胞和脑干运动神经元及锥体束均受累	首发是肢体远端，手部→前臂→上肢→肩胛带区发展。下肢肌张力增高，从一侧→另一侧，逐渐到双侧基本对称。晚期可有延髓麻痹和脑桥脑神经运动核损害症状，影响抬头肌力和呼吸肌，常因呼吸麻痹或合并肺部感染而死亡

四、运动神经元疾病引起的进行性吞咽障碍的临床表现

1. 唇无力

唇无力表现为流涎，吃东西的时候食物往外流。

2. 舌无力

舌无力表现为说话不清楚，搅拌食物困难，对黏稠食物的口腔处理

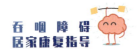

更为困难，吞咽食物时感觉困难。

3. 咬肌无力

咬肌无力表现为咬东西没有力量。

4. 软腭无力

软腭无力表现为说话鼻音重，严重时吃东西和喝水会从鼻子流出来。

5. 吞咽肌群无力

吞咽肌群无力表现为吞咽食物感觉困难，吃东西时会呛咳，吃完后感觉还没有吞干净，严重的会出现发热、肺炎，甚至窒息。

6. 呼吸肌群无力

呼吸肌群无力表现为声音嘶哑、呼吸困难，甚至窒息。

7. 咳嗽无力

咳嗽无力表现为痰液不易咳出，误吞异物不能自行咳出。

五、运动神经元疾病引起的进行性吞咽障碍患者的居家康复

进行性吞咽障碍的患者，一般建议定期到医院接受治疗。如果出现吞咽肌群无力、呼吸肌群无力、咳嗽无力等表现，必须住院治疗，病情稳定后，患者可在康复治疗师的指导下进行以下训练。

1. 口唇面肌训练

进行微笑、鼓腮、嘟嘴等训练，每个动作重复 10 次，每日 3 次。

2. 吞咽肌及呼吸肌训练

舌运动训练、拉舌训练、咬肌训练、软腭训练、吞咽训练、呼吸训练等详见本章第五节相关内容。

3. 食物性状调整

根据吞咽障碍程度选择相应的食物性状，有误吸风险的可选用质地均一、有适当黏性、不易松散的糊状食物。若有吞咽困难，可逐渐降低饮食的稠度，让其成为稀糊状或稀流质。

（周惠嫦　陈丽珊）

第四章　不同疾病的吞咽障碍居家康复方法

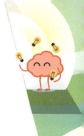

第七节　婴幼儿喂食及吞咽障碍

一、婴幼儿的进食发展

刚出生的婴儿的口腔整体相对较小，为舌提供了较强的稳定性。舌相对较大，两侧颊部有吸吮垫，为吸吮提供有力的支持。舌和硬腭较平，可有效挤压乳头或奶嘴。小婴儿没有牙齿，进食时不需要咀嚼。差不多6个月后，婴儿才开始尝试咀嚼食物。

婴儿在出生后的数个月里，进食过程由吸吮、吞咽、呼吸三种动作组成。这三种动作的精密合作，才能使婴儿充分地获得生长发育必需的营养。早期进食过程主要由一些反射来完成。例如，吸吮反射，婴儿的舌及下颌向上腭方向移动，挤压乳头或奶瓶并挤出奶液，随后舌和下颌向下方移动，口腔形成负压，奶液流向口腔；还有吞咽反射，当奶液刺激到口腔后半部时，会引发吞咽动作，将奶液推送进食管。随着婴幼儿渐渐成长，通过反射来进食的阶段就会过渡到自主进食的阶段。此时，婴幼儿可以进行咀嚼、咬的动作，舌头伸向不同的方向。进食的食物由母乳或牛奶变成软的食物如香蕉等，进食中呼吸和吞咽这些动作的发生也会更加有效。

二、婴幼儿进食、吞咽的发育过程

随着婴幼儿地不断生长发育，其进食、吞咽能力与认知功能、运动功能的提高有密切的联系。

在婴儿出生至4个月时，就具有视觉追踪、渐能认识父母及一定倾听的能力，听到别人对他说话就会停止活动，对身边的人表现出回应能力。他的头部开始学会转动，颈和身体能同时伸直或蜷曲。此时婴儿是通过吸吮反射来进食母乳或牛奶的。

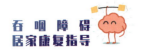

婴儿 4~6 个月时，能依靠支撑稍稍坐起，能抬起头一段时间，可以将手指放到嘴里玩弄。进食过程中，婴儿自主地吸吮母乳或牛奶，舌能较自由地前后移动，能将母乳或牛奶从口腔前部移至后部，可尝试不太黏稠的食物如果汁等。

婴儿 7~8 个月时，认得一些常用的食物或人的名称，有人喊他的时候，也会转头或发出声音回应，也学会玩弄些简单的玩具。自己能坐直身体，伸手拿取玩具、物品等东西。此时婴儿可以开始用杯子喝水及喝牛奶，舌变得比较灵活，可左右舔一舔。长出牙齿的婴儿还可以尝试咬些黏稠的糊糊如米糊，压烂的水果如香蕉，松化的饼干等。

婴幼儿 9~18 个月时，已经学会独自进食，通过杯子来喝水，舌头的活动更加灵活，可以不同方向地移动，可以将食物推到牙齿处进行咀嚼，进食的食物通常为烂饭或软面条。

幼儿 18~24 个月时，基本上能自我喂食，会用杯子饮水和咀嚼普通的食物，吞咽功能几乎与成人一样。

三、喂食、吞咽过程对婴幼儿所起的作用

婴幼儿胃容量较小，通常每隔 3~4 小时需要喂食一次。喂食过程是为婴幼儿生长发育提供必需的营养，也是让婴幼儿从中学会进食、咀嚼的技巧，更是一个妈妈与婴幼儿进行互动沟通的重要时机，能促进婴幼儿心理的健康发展。在互动中，婴幼儿从与妈妈的交流中学会很多有效的沟通方式，比如眼神接触、笑脸、拥抱、哼哼的发音。婴幼儿常通过模仿这些动作来表达不同的需求，妈妈应耐心了解婴幼儿发出的信号并进行解读，这些都有助于婴幼儿发展良好的社交能力。

四、婴幼儿出现喂食困难或吞咽异常的表现

（1）吸吮、吞咽、呼吸动作不协调，喂食时常常呛咳、经常呕吐，有肺部感染发生。

第四章　不同疾病的吞咽障碍居家康复方法

（2）无法咬紧奶嘴，吸吮的力量弱，呼吸低弱或中断。

（3）吞咽动作慢，唾液较多，母乳或牛奶从鼻孔流出。

（4）咀嚼困难，用奶瓶、勺子或杯子进食困难。导致食欲差，经常拒食，体重下降或无增加。

（5）进食时姿势异常，如呈伸展姿势或角弓反张姿势等。

五、导致喂食困难、吞咽异常的原因

导致喂食困难、吞咽异常的原因很多，如生理疾病因素、急性神经性疾病、慢性神经性疾病、器质性或结构性疾病、精神心理因素等；喂养习惯的因素，如因为父母错过了添加辅食的时机或食物太过精细化，未提供给婴幼儿足够的口腔刺激；喂食行为及喂食环境互为影响等。

六、居家训练的具体内容

为了降低婴幼儿进食的风险，针对不同阶段，婴幼儿所需的训练是不同的，但主要包括两个方面。一个是非进食方面的内容，包括营造良好的进食环境，调整进食姿势、口腔基础训练、感觉训练等；另一个是进食方面的内容，包括方便实用的代偿方法、辅食添加顺序等。

（一）非进食方面的内容

1. 营造适合喂食的环境

选择婴幼儿与妈妈认为舒适的喂食姿势，给婴幼儿喂食时其身体应稳定，头、颈、躯干保持在一条直线上。在喂食过程中保持一定的互动关系，妈妈在喂食过程中提供一定的感觉输入，如抚触婴幼儿的颜面、手臂等部位，并需要密切关注婴幼儿的反应（表情、身体动作、行为表现）。当婴幼儿在进食过程中睡着时，可轻轻唤醒并给予一定的安抚。在喂食过程中，让婴幼儿从互动中学会基本的沟通技能，还可建立其自信心以及与妈妈之间的亲密感等。

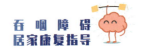

2. 面部触摸

妈妈用手指在婴幼儿双侧口角轻轻触摸，反复 3~5 次，再用手指按摩下颌下腺处皮肤及面颊处皮肤可加强吞咽功能。

3. 舌部触碰

用指尖触碰舌中部，每秒 1~2 次，稍向下压 4~6 次，数分钟后反复做，每次 2 分钟。当吸吮能力差时，可加强婴幼儿吸吮的节律性。

4. 感觉刺激

感觉过敏的婴幼儿适合采用触觉刺激（轻触或轻拍其身体，改变婴儿的身体方向），味觉刺激宜食清淡的食物，听觉刺激宜播放轻柔的有节律的音乐。感觉低敏的婴幼儿适合采用触觉刺激，如轻轻敲击婴幼儿口周皮肤并给以口周冷刺激，以及味觉刺激如用酸、甜、苦、辣等不同的味道进行刺激。

（二）进食方面的内容

1. 对吸吮吞咽能力不好的宝宝减慢奶嘴流速

婴幼儿吸吮能力较弱时，奶嘴应选择质地柔软、开口较小的，流速最好为每秒一滴。如果要求流速更小，可使用较浓稠的液体。

2. 留意辅食添加的顺序

从种类上说，辅食添加的顺序为淀粉—蔬菜—水果—肉类，每个种类的过渡时间为 1~2 周或更长时间。添加时要从单一到多样的顺序进行。从质地上说，顺序为液体（奶液、果汁）—糊状物（米糊、蛋黄）—软固体（烂饭、软面条）—固体（普通食物）。

3. 喂食时间

每顿喂食时间一般不超过 20 分钟。

4. 密切关注婴幼儿的身体状况

关注婴幼儿有无气喘、发绀、呕吐等状况。观察婴幼儿的心肺功能及胃肠功能，必要时及时就诊。

七、居家训练的效果

居家训练的效果是显而易见的，最直接的效果就是预防吞咽障碍引起的并发症。常见的并发症有营养不良、脱水、肺炎等，严重者可危及婴幼儿的生命。在训练过程中，婴幼儿不断学会协调吸吮、吞咽、呼吸的动作，与同龄健康婴幼儿一样进食。当然，喂养孩子并不是简单的事件，耐心细致，选择正确的方法来喂养婴幼儿是最关键的。

（朱　洁）

第八节　老年吞咽障碍的居家康复

一、中国老年人口现状

老年人是指人体生命周期的最后阶段，即中年到死亡的一段时间，是具有个人、文化、国家和性别特征的定义，具有人为划分的因素。2008年，世界卫生组织根据经济发展水平、人文特征将老年人定义为发达国家≥65岁，发展中国家≥60岁。年龄≥80岁的老年人称为老老年人。1996年《中华人民共和国老年人权益保障法》将中国大陆老年人的标准定义为≥60岁。当前我国人口平均预期寿命为74.8岁，东部多个省市人均寿命都超过了82岁，所以从医学角度来看，以65岁定义为老年人为宜。当一个国家或地区60岁以上人口占人口总数的10%，或65岁以上人口占人口总数的7%时，即意味着进入老龄化社会。2001—2020年，我国老年人口平均每年上升596万。预计到2026年我国老年人口将达到3亿，2037年将超过4亿，2051年达到峰值后将一直维持在3亿~4亿的规模。中国老年人基数很大，老龄化十分迅速，是世界上老龄化速度最快的国家之一。

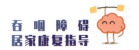

二、老年患者的特点

1. 慢性病

至少持续1年以上的疾病或医学情况，需要持续治疗和/或引起形态学改变的疾病为慢性病，影响人们日常生活活动。多数非传染性慢性病均与增龄（老年病）相关。慢性病既包括躯体疾病，也包括精神疾病、痴呆、药物滥用等老年问题，都需要长期治疗，都有可能导致身体功能失调。

2. 老年病

老年病又称老年疾病，是指人在老年期易患或多发的与衰老有关的疾病。年龄本身就是显著的疾病危险因素，其他因素如炎症、环境污染、辐射、不良生活方式等均可促发老年病。老年病包括心脑血管疾病、高血压、2型糖尿病、肿瘤、帕金森病、阿尔茨海默病、慢性阻塞性肺病、骨关节炎、骨质疏松、肾脏疾病、白内障、老年黄斑变性及男性的良性前列腺增生等。

三、老年人吞咽障碍的流行病学

吞咽障碍在老年人群中很常见，吞咽障碍影响着约68%居住在养老院的老年人，30%住院的老年人，64%脑卒中后的患者以及13%~38%独立生活的老年人。另有研究显示，349名居家养护的老年人中，有87%的老年人主诉进餐困难；即使在无吞咽障碍的老年患者中，荧光造影录像提示多达63%的老年人有异常表现。针对正规养老院中240名老年人的研究发现，进食不需要帮助者6个月病死率明显低于那些进食需要帮助者。不论何种病因所致，进食和吞咽困难的预后均很差，成了在老年人群体中越来越受关注的一个问题。欧洲的一项研究表明，年龄≥50岁的人群中吞咽异常的发生率为8%~10%。美国的一项调查则显示，吞咽异常在总人口中的发生率为6.9%；在特定人群中，如居家养护的老年人中吞咽异常发生率则高达30%~40%。新加坡的一项为

第四章　不同疾病的吞咽障碍居家康复方法

期 3 个月的追踪调查表明，30% 的老年组患者伴有吞咽障碍。

四、老年吞咽障碍的病理生理学

老年吞咽障碍按照病因分为原发性吞咽障碍和继发性吞咽障碍。原发性吞咽障碍的常见病因包括：老年人口腔、咽、喉及食管等部位的组织发生退行性变化、黏膜萎缩变形、腺体分泌功能减退、神经末梢感受器的感觉功能渐趋迟钝、肌肉变性，咽及食管的蠕动能力减弱，老年人的牙多有损坏、脱落，牙龈萎缩，咀嚼功能较差，食物未经细嚼或食团中的杂物不能及时察觉、吐出等。继发性吞咽障碍的常见病因包括：脑血管疾病（由于中枢神经和周围神经在吞咽过程中起调节和控制作用），口、咽部急性炎症或黏膜溃疡，食管疾病，贲门失弛缓症，下食管括约肌松缓障碍，颈椎病，食管上括约肌的柔顺度下降，口腔期和咽期吞咽时间延长等。

五、老年吞咽障碍的诱发因素

1. 年龄因素

在无严重疾病影响的情况下，正常老年人的吞咽障碍亦随着年龄的增长而日渐增多。有报道，年龄≥ 87 岁的老年人中有 16% 主诉吞咽障碍。人体衰老对吞咽功能的影响主要体现在舌、咽、食管各部分的肌肉体积减小，运动控制精确程度下降，黏膜弹性和功能降低，腺体的分泌减少等方面。有一项针对社区 612 例老年人进行的口腔功能测定显示，老年人唾液分泌减少，不仅是口腔疾病的危险因素，也是引起吞咽障碍的主要原因。

2. 疾病因素

老年人吞咽障碍往往是由于不可逆的神经肌肉疾病引起，常见于脑卒中、脑肿瘤、假性球延髓麻痹、多发性硬化症、帕金森病、重症肌无力等疾病。在所有吞咽障碍的患者中，老年人占绝大多数。某些可以导

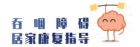

致吞咽困难的疾病，如食管病变、颈椎骨质增生等在老年人中更容易发生。老年人吞咽障碍不仅可因咽、食管疾病，还可因一些与消化道无关的疾病如认知或精神障碍、咀嚼肌退变、牙齿问题、下颌骨骨质疏松等疾病导致。

六、老年吞咽障碍的诊断与处理方法

在任何一个老年人群中，症状特异性与患有某种特异性疾病的患者比例都是不一样的，因此在处理吞咽障碍的老年患者时，应采用系统分类的方法。大多数患者可以自己定位出吞咽障碍是在食管的上部还是在下部。

1. 口腔期和咽期吞咽障碍的诊治

在评估口腔期和咽期吞咽障碍患者时，细致的病史询问和体格检查可以提供诊断线索。例如，发现全身神经性疾病的证据，仔细检查头颈部以排除头颈部肿瘤等。主要的诊断评估手段是咽、食管上括约肌X线钡剂造影检查。钡剂吞咽检查是评估食管上括约肌功能异常和手术选择标准的有效手段。食团经口腔进入食管上端的时间只需要1秒，因此，必须快速连续照相。造影录像的目的主要是评估吞咽功能的紊乱，可以明确的项目包括咽期吞咽的启动障碍或紊乱、误吸、鼻腔反流，以及钡剂通过受阻和吞咽后咽部食物残留。咽部和食管上括约肌测压也有助于诊断。食管上括约肌肌电检查可以为口腔期和咽期吞咽障碍提供辅助诊断信息。钡剂治疗策略依赖于潜在疾病，与系统性疾病相关的口腔期和咽期吞咽障碍常随着原发疾病的改善而改善，如帕金森病、甲状腺功能异常等。对于肿瘤常需要手术切除或者放疗、化疗，但这些治疗本身常可因损伤吞咽器官的重要功能而导致吞咽障碍。脑卒中后的吞咽障碍可以求助于康复治疗师，调整食物和选择适宜进食体位有助于这些患者的吞咽。浓稠的液态（蜂蜜状）食物可以降低误吸的风险。对于永久性吞咽障碍患者，鼻饲管或胃造瘘可能是唯一的选择，当营养出现问题时应及时施行。对于神经系统疾病的患者，如脑卒中和神经元变性，常表现为

第四章　不同疾病的吞咽障碍居家康复方法

咽与食管上括约肌活动不协调，导致口腔期和咽期吞咽障碍；环咽肌切断术是治疗方法之一，特别适用于括约肌松弛较差、有足够的舌和咽部推进力及喉体上移的患者。环咽肌切断术对于脑卒中、运动神经元疾病、头部外伤、脊髓炎、术后神经损伤等所致的咽期吞咽障碍具有良好的疗效。

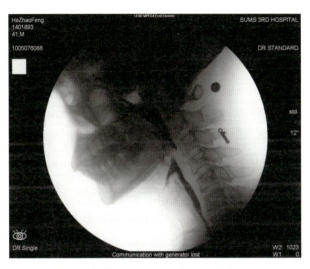

咽、食管上括约肌 X 线钡剂造影 1

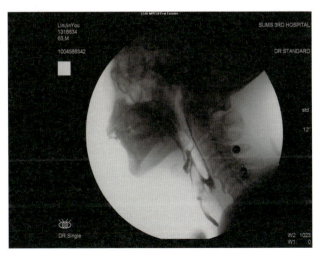

咽、食管上括约肌 X 线钡剂造影 2

2. 食管性吞咽障碍的诊治

根据主要受累食物形态的不同（固体或固体加液体）和发作特点（间歇、持续稳定或进行性加重），食管性吞咽障碍可以进一步分类。伴随症状如烧心、反胃和体重减轻等，有助于鉴别诊断。食管X线钡剂造影常作为此类患者的首选检查，适用于食管的狭窄性病变、严重的动力性疾病（如胃食管反流）及恶性肿瘤等。食管内压力测定已经普遍应用于临床，但对于老年患者而言，配合进行此项检查并非易事。食管内镜检查可以对食管黏膜进行直接观察，对任何可疑区域进行病理活检，还可引导食管扩张。总之，目前仍没有更好的适用于老年食管性吞咽障碍患者的处理措施。如果显示食管有狭窄或其他可疑病变，可以进行内镜下食管活检和扩张。如果食管造影结果正常或提示动力性病变，可以随后进行压力测定。当发现任何与反流相关的病变时，均应采用药物控制病情进一步发展。对于部分患者，控制反流可以缓解吞咽障碍。

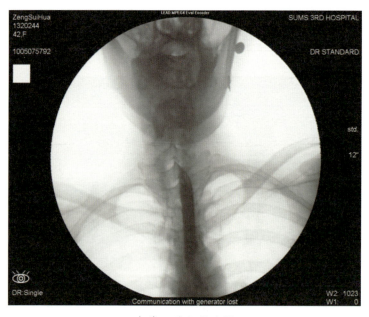

食管X线钡剂造影

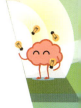

第四章 不同疾病的吞咽障碍居家康复方法

七、老年吞咽障碍的居家训练方法

老年吞咽障碍的评估和康复训练是非常重要的。越早进行康复训练越好，系统的康复训练可显著提高吞咽功能。抓住最佳时机对老年人进行系统有效的康复训练，可降低各种并发症，提高老年吞咽障碍患者的生活质量。老年吞咽障碍居家训练分为基础训练及摄食训练，基础训练是针对那些与摄食、吞咽活动有关的器官进行功能训练；摄食训练则是实际进食的训练。

（一）基础训练

1. 口唇运动

通过加强口唇的运动控制、力量及协调，从而提高进食吞咽的功能。工具可选用棉棒和压舌板。

（1）发音运动训练：发音肌群与吞咽肌群有共同的作用，很多患者在吞咽困难的同时伴有言语障碍。训练时先利用单音单字进行康复训练，如嘱患者张口发"a"音，并向两侧运动发"yi"音，然后再发"wu"音，也可嘱患者缩唇然后发"f"音，像吹蜡烛、吹口哨的动作，通过张闭口动作促进口唇的肌肉运动。发"t""d"音时，可训练舌尖与牙槽嵴快速接触与收缩，每天3次，每次5~10分钟。发"ch"音时，可促进舌与软腭中部的接触，每天3次，每次5~10分钟。发"s""sh"音时，可促进舌与软腭的侧面接触，每天3次，每次5~10分钟。发"k""g"音时，可促进舌向后运动与软腭的接触，每天3次，每次5~10分钟。重复说"da""ga""la"音，每天3次，每次5~10分钟，可训练舌与软腭的协调性。通过声门开始发音，逐渐增加音量，发元音"i"训练，音调由低音逐渐延长发高音调，每天3次，每次5~10分钟，可促进声带最大限度地闭合。运用各种音调进行持续发音，每天3次，每次5~10分钟，可训练声带向前关闭及喉上抬运动。进行持续的元音发音，逐渐拉长，每天3次，每次5~10分钟，可增加声带的闭合能力。进行持续发音，努力延长发音的时间，同时保持发音连贯一致，可根据患者的实际情况制订训练持续时间。

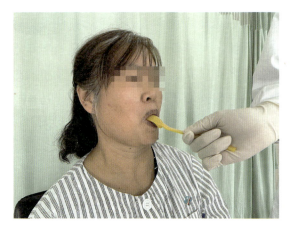

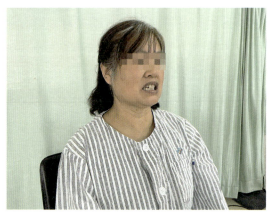

发音运动训练

（2）颊肌、喉部内收肌运动：嘱患者轻张口后闭上，使双颊部充满气体，鼓起腮，随呼气轻轻吐出；也可将患者的手洗净后，做吮手指动作，以收缩颊部及口轮匝肌运动，每日2轮，每轮反复做5次。患者可以进行舌部运动，即将舌向前伸出，然后做左右运动摆向口角，再用舌尖舔下唇后转舔上唇，按压硬腭部，每轮运动20次。作用为改变咀嚼吞咽相关肌力运动，方法为主辅运动结合做口唇舌体下颌关节的运动。

第四章　不同疾病的吞咽障碍居家康复方法

也可使用咀嚼纱布练习舌搅拌运动范围，每天 3 次，每次 5~10 分钟；或者用不同形状、大小、质地且易被舌运送的食物训练进食动作，每天 3 次，每次 5~10 分钟。

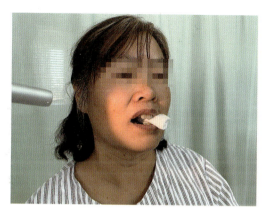

颊肌、喉部内收肌运动

（3）冰刺激：提高软腭和咽部的敏感度，增强吞咽反射。方法是冰棉棒接触腭弓为中心的刺激部位，左右相同部位交替刺激。

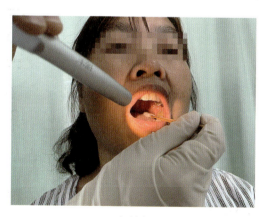

冰刺激

（4）呼吸和咳嗽训练：深呼气—屏气—咳出，目的是提高咳出能力，防止误咽；努力咳嗽，建立排出气管异物的各种防御能力，引起咽下反射，防止误咽。

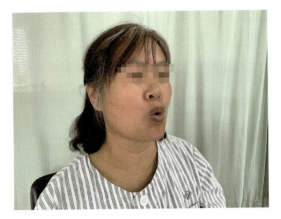

呼吸训练

2. 声带闭合、喉上抬训练

（1）腹式呼吸，咳嗽训练：腹式呼吸维持10秒，做1次咳嗽，每天3次，每次5~10分钟，可视患者情况决定练习次数。该方法可防止误吸。

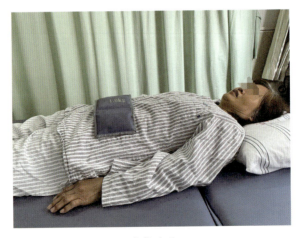

腹式呼吸

（2）强化声门闭合训练：患者坐于椅子上，双手支撑椅面做推压运动和屏气，每天3次，每次5~10分钟。此时胸廓固定，声门紧闭，然后突然松手，声门打开，呼气发声。该训练可以强化声门闭合功能，

第四章　不同疾病的吞咽障碍居家康复方法

强化软腭力量，有助于去除残留在咽部的食物。

3. 反复轮换吞咽

反复轮换吞咽可除去咽部残留物，强化吞咽意识。当咽部已有食物残留时，若继续进食，则残留积累增多，容易引起误咽。因此每次吞咽后，应反复做几次空吞咽，使食块全部咽下。为了使上述功能恢复训练过渡到复杂的吞咽模式，每次治疗之后都要做吞咽动作，有吸入危险的患者则做空吞咽动作，因为改善吞咽功能最重要的训练就是吞咽。

（二）摄食训练

1. 进食的体位

进食的体位因人因病情而异。训练时应选择有代偿作用且安全的体位。对于不能坐位进食的患者，根据病情可取躯干呈30°的仰卧位，头部前屈，健侧肢体在下，患侧肩部以枕垫起，照护者位于患者健侧。此体位食物不易从口中漏出，有利于食物向舌根运送，减少向鼻腔反流及误咽的危险。对尚能下床者，取坐直头稍前屈位，身体亦可倾向健侧30°，使舌骨肌的张力增高，喉上抬，食物容易进入食管；或头稍前倾45°左右，这样使食物易由健侧咽部进入食管；或者可将头轻转向瘫痪侧80°，使健侧咽部扩大，便于食物进入，以防误咽。

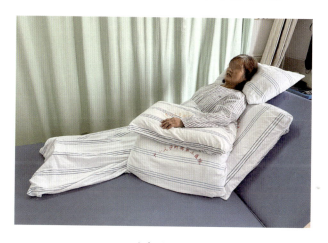

进食的体位

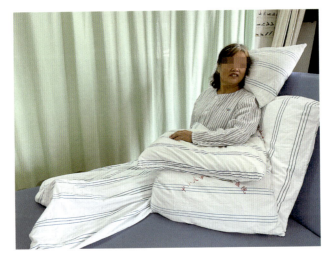

进食的体位

2. 进食的环境

吞咽障碍患者的进食环境应宽敞、明亮、安静。进食时注意力应集中，细嚼慢咽，应保持吞咽反射协调地进行，避免进食呛咳。若出现呛咳现象，应立即停止进食，使其侧位，鼓励咳嗽，轻叩胸背部，将食物颗粒咳出。

3. 食物的选择及调配

老龄化是当今社会发展的一大趋势，也是人类发展史上前所未有的挑战。老年人随着生理功能的减弱，出现了饮食功能障碍，尤其是咀嚼和吞咽能力受到了很大的影响。不当的饮食会引起呛咳，甚至引发吸入性肺炎，严重者还会导致生命危险。因此，如何给老年人提供既营养可口又安全可靠的食物，是当今一些新兴经济体面临的重大挑战和民生问题，也是食品工业需要急迫解决的重大课题。选择适宜的食物，将其进行适当加工，使患者易于进食和消化，经口途径获得必需的营养素，是促使疾病康复的重要措施。选择的食物应柔软，密度及性状均一，有适当黏稠度，不易松散，通过口腔和咽部时容易变形，不易粘在口腔或食管黏膜上。居家易于准备的食物，如蒸滑蛋、豆腐、米糊等。可以使用市售的凝固粉（加稠剂）并加快食物准备过程。下面将向大家介绍如何

第四章 不同疾病的吞咽障碍居家康复方法

制作不同性状的食物，改善老年吞咽障碍症状，满足老年人的进食需求，提高进食趣味性、安全性及有效性。

（1）水或流质饮品

1）方法：先在容器中加入水或流质饮品，一边慢慢加入凝固粉，一边搅拌。

2）用量：稀流质是在每100ml水或流质饮品中加入凝固粉少许，浓流质是在每100ml水或流质饮品中加入凝固粉少许。

3）搅拌时间：约30秒，闲置20~30秒后，即可形成不同程度的流质饮品。

（2）半流质食物（如烂饭、豆腐、粥等）加工成糊状食物

1）方法：①刚煮好的或温度70℃以上的粥放入搅拌机里；②添加凝固粉，并搅拌1分钟以上；③温度70℃左右时就开始果冻化。

2）用量：每100g食物加入凝固粉少许。

3）搅拌时间：1分钟以上。

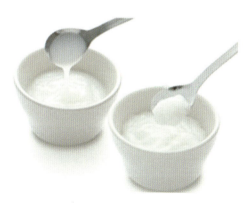

使用凝固粉做成的粥

（3）固体食物（如米饭等）加工成糊状食物

1）方法：称取适量米饭放入搅拌机内，加入等量的水稀释，加入食倍乐，搅拌。然后倒入锅中，用电磁炉或微波炉加热至沸腾，放置到温度适宜后即可食用。

2）用量：每100g食物加入凝固粉少许。

3）搅拌时间：1分钟以上。

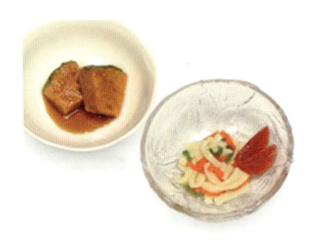

使用凝固粉加工成的固体食物

4. 食物在口中的位置

进食时应将食物放在口腔中最能感觉食物的位置，最好将食物放在健侧舌后部或健侧颊部，这样有利于食物的吞咽。

5. 调整进食的一口量，控制速度

一口量即最适于吞咽的每次进食的入口量。对老年人进行进食训练时，如果一口量过多，食物会从口中漏出或引起咽部残留，导致误咽；过少则会因刺激强度不够，难以诱发吞咽反射。一般先以少量（3~4ml）试之，然后酌情增加。为防止吞咽时食物误吸入气管，在进食时先嘱患者吸足气，吞咽前及吞咽时屏气，这样可使声带闭合封闭喉部后再吞咽；吞咽后咳嗽一下，将肺中气体排出，以喷出残留在咽喉部的食物残渣。每口进食量在2~20ml，等前一口吞咽完全后再喂后一口，避免两次食物重叠入口的现象，减少误咽的危险，调整合适的速度。

6. 吞咽方法

（1）低头吞咽。

第四章　不同疾病的吞咽障碍居家康复方法

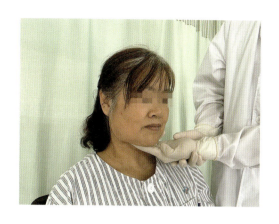

低头吞咽

（2）反复吞咽：可除去咽部残留物，一口食物多次吞咽。

（3）交替吞咽：不同形态的食物交替吞咽，有利于除去咽部残留物。固体食物和液体食物应交替吞咽。

（4）健侧吞咽：将食物放于健侧吞咽。

（5）点头样吞咽：头后仰，随后头向前，同时做吞咽动作，有利于清除会厌谷的残留食物。

（6）转头吞咽：左右转头吞咽，有利于清除两侧梨状隐窝的残留食物。

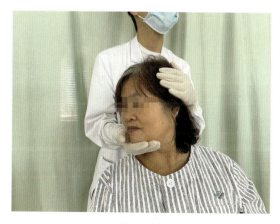

转头吞咽

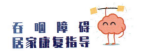

7. 针灸治疗

针灸治疗有调气活血，祛痰开窍，调节治疗部位的血液循环、神经功能、激发吞咽相关反射的作用。针刺特定部位的穴位，如廉泉、哑门、风驰、翳风等穴，可以改善颈动脉和椎动脉系统的供血，促使损伤的脑神经功能恢复，从而改善吞咽障碍。

8. 吞咽体操

通过一系列动作，强化进食相关肌群力量及声带活动度，加强进食的安全性及有效性。

9. 促进吞咽反射手法

用手指沿甲状软骨到下颌上下摩擦皮肤，通过吞咽肌群的感觉，诱发吞咽反射。

10. 摄食、吞咽障碍的综合训练

吞咽障碍患者部分伴有认知障碍、味觉减退，在喂食前应强化老人对食物的兴趣，可适当使用冰或芥末等刺激患者味觉，调动患者的进食欲望。有进食、吞咽障碍的患者仅有口腔功能训练是远远不够的，应提倡综合训练，包括肌力训练、排痰法的指导、上肢的协助进食功能训练、辅助器具的选择与使用、食物的调配、进食前后口腔卫生的保持、助手的协助与监护方法等，凡是与进食有关的细节均应考虑在内。因此，在医生的统筹安排下，言语治疗师、物理治疗师、作业治疗师、护士、营养师、家属等密切配合，通力合作，才会取得满意的效果。

第四章　不同疾病的吞咽障碍居家康复方法

① 双手叉腰，缓慢呼吸数次。吐气时尽可能收腰，吸气时鼓肚子。

② 头缓慢旋转。向左转一圈，向右转一圈，向前，向后，向左，向侧边侧头。

③ 肩的运动，肩向上，向下（左），肩慢慢旋转。

④ 双手上举拉伸背部肌肉，前后，左右运动。

⑤ 口唇紧闭进行鼓腮，吸气（缩腮）动作。

⑥ 张口用力伸舌，回缩舌，舌向左右上下运动。

⑦ 发 BA BA BA，TA TA TA，KA KA KA 的音。

⑧ 用力吸气屏住，默数 3 下用力吐气。

⑨ 手在额头用力抵抗，用力向下点头。

⑩ 最后叉腰深呼吸结束。

吞咽体操

（安德连）

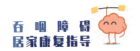

第五章 吞咽障碍患者的居家护理

第一节 吞咽障碍患者的安全进食

由于下颌、双唇、舌、软腭、咽喉、食管括约肌或食管功能受损，不能安全有效地将食物由口送到胃内获取足够的营养和水分，因此安全进食是吞咽障碍患者居家康复的重中之重。安全进食需要注意以下问题。

一、进食前准备

1. 患者的准备

要在患者清醒及配合状态下进食。协助患者清洁口腔，清理呼吸道分泌物，给予翻身拍背排痰、清咽，先指导患者做几次空吞咽，或给予冰刺激，可以有效增加吞咽反射的启动速度，减少误吸。

2. 环境的准备

让患者在安静状态下进食，并且精力集中。进餐时不要与人谈话，最好无其他干扰，以免分散注意力，影响吞咽。

3. 食物的准备

应根据吞咽障碍的程度，本着先易后难的原则来准备食物。容易吞咽的食物应符合以下要求：①密度均匀；②黏性适当；③不易松散，通过咽和食管时易变形，且很少在黏膜上残留；④黏稠的食物比稀的安全，因为它能较满意地刺激触觉、压觉和唾液分泌，使吞咽变得容易；⑤要兼顾食物的色、香、味及温度、营养等。一般以糊状为宜，质地润滑，

第五章 吞咽障碍患者的居家护理

容易搓成食团，通常选用布丁、蛋羹、豆腐等食物。考虑到吞咽能力、年龄状况、身体状况及个人爱好等，应对食物进行适当的调味，做好温度控制，防止烫伤。

二、进食餐具的选择

1. 匙

使用有保护胶套或边缘钝的长柄茶匙，容易将食物送入口腔内而不需要张口很大，而且可以限制一口量，防止进食太多造成误吸，不会损伤口腔黏膜。

2. 碗

若患者舀取碗里的食物有困难，可选择广口平底瓷碗或边缘倾斜的盘子等。必要时可加用防滑垫，预防患者舀食物时碰翻碗具。

3. 杯

患者用普通的杯子饮用时，因其颈部伸展较多，容易导致误吸的危险。此时可用杯口不接触鼻部的杯子，这样患者不用费力伸展颈部就可以饮用。

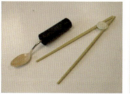
有保护胶套和加大手柄匙改良的匙和筷子

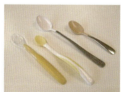
边缘钝的长匙

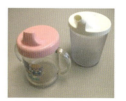
有盖及细吸嘴杯

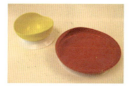
有吸盘的高边碗及碟

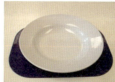
防滑垫

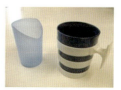
切口杯

4. 吸管

用普通吸管吸取有困难时，可以改造吸口部分，如在吸口或注射器上加上吸管等，慎重调整一口量。此外，还可以用柔软容器盛装食物，通过挤压挤出其中的食物。

三、体位的选择

1. 床上半坐卧位

对于不能坐起的患者，一般至少取躯干呈30°仰卧位，头部前屈，偏瘫侧肩部以枕垫起，喂食者位于患者右侧，食物放入口腔健侧。这种体位可以提高患者对食物的认知，而且食物不易从口中漏出，有利于食团向舌根运送。

2. 坐位

坐位进食时，双脚平稳接触地面，双膝关节屈曲90°，躯干挺直。前方放一适宜餐桌，双上肢自然放于桌面，食物放于桌上，让患者能看到食物，以食物的色香味促进患者食欲。最好定时、定量进食，能坐起来就不要躺着，能在餐桌边就不要躺在床上进食。

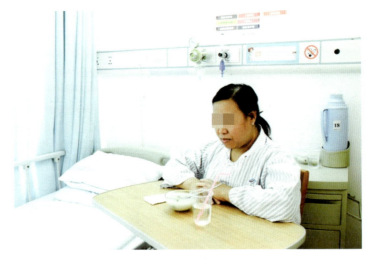

坐位进食

第五章 吞咽障碍患者的居家护理

四、喂食方法

（一）食团在口中的位置

进食时应把食物放在口腔中最能感觉到食物的位置，这样最能促进食物在口腔中保持及输送。最好将食物放在健侧舌中后部或健侧颊部，这样有利于食物的吞咽。这种做法不仅适合部分或全部舌、颊、口、面部有感觉障碍的患者，也适合所有面舌肌肉力量弱的患者。

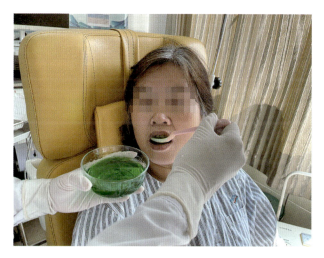

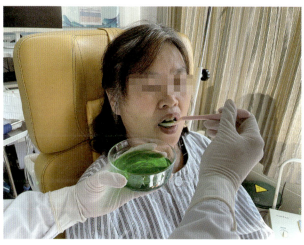

食团放入口中的位置

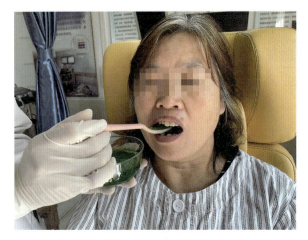

食团放入口中的位置

（二）一口量

一口量是指最适于吞咽的每次进食的入口量。一般正常人每口量：稀液体1~20ml，布丁5~7ml，浓稠泥状食物3~5ml，肉团平均为2ml。食物过多将从口中漏出或引起咽部残留，导致误咽；过少则会因刺激强度不够，难以诱发吞咽反射。注意餐具的选择，边缘钝厚、匙柄较长、容量为5~10ml的匙羹便于准确放置食物，控制每匙食物量。

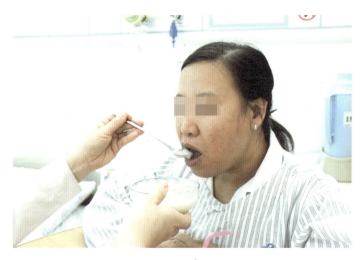

一口量

第五章 吞咽障碍患者的居家护理

（三）进食速度

进食速度与认知、食团大小、食物性状、食物运送、吞咽启动等有关。应不断调整患者的进食速度，前一口吞咽完成后再进食下一口，避免两次食物重叠入口的现象。速度过快者应提醒放慢，以防误吸，每餐进食时间控制在 40 分钟以内；速度过慢者会导致疲劳，影响进食安全，耐力不足，可采取少量多餐的方法。

（四）进食时提醒

语言提醒，如照护者在患者进食时说"吞"提醒患者；手势提醒，如照护者指着自己的口唇以提醒患者在吞咽过程保持口唇闭合；身体姿势提醒；文字提醒；食物的味道和温度提醒等。

五、进食前后清洁口腔、排痰

正常人每 2 分钟左右会自然产生吞咽 1 次，将口腔及咽的分泌物吞入食管。进食后，口腔及咽若有残留物，会有异物感，正常人能反射性地咳出及清除。吞咽障碍患者的口腔及咽感觉、反射差，唾液无法进入食管，通常容易流进呼吸道；进食后残留在口腔与咽的食物容易随呼吸进入呼吸道，导致进食后潜在性的肺部感染。因此，进食前后口腔及咽的清洁对于吞咽障碍患者预防肺部感染是一项重要措施。对于头颈部肿瘤患者来说，因放疗破坏了唾液腺，导致唾液分泌不足而出现口干、口腔溃疡、龋齿等，因此，患者应使用清水或漱口水漱口，保持口腔湿润及清洁，以改善上述症状。在进食过程中，使用交互吞咽可以清除残留物。对于分泌物异常增多的患者，在进食前须清理分泌物再进食，进食过程中若分泌物影响吞咽，也需要清理，以保持进食过程顺畅。

六、记录及观察

（1）记录进食时间、进食量。

（2）观察痰液颜色，是否混有进食食物，痰液是否增多，体温、精神、体力及体重变化。

（谢东霞）

第二节 吞咽障碍患者如何吃得安全

一、持续留置胃管

1. 概念

经鼻腔将导管插入胃内,从导管内向胃内灌注流质食物、营养液、水和药物的方法,称持续留置胃管。一般选择在急性期短期供给肠内营养使用。

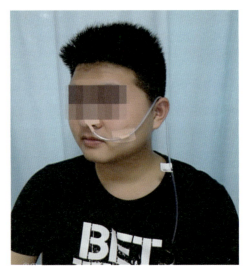

持续留置胃管

2. 适应证

因神经或精神障碍所致的进食不足及因口咽、食管疾病不能经口进食的患者,如脑卒中、脑外伤、阿尔茨海默病、口腔疾病、口腔手术后、食管狭窄、食管气管瘘、某些手术后或肿瘤患者;由全胃肠外营养过渡到肠外加肠内营养及由肠内营养过渡到经口进食者;不能主动经口进食的患者,如昏迷、破伤风、早产儿及病情危重的患者;烧伤患者、某些胃肠道疾病患者、短肠患者及接受化放疗的患者;拒绝经口进食者等均

第五章 吞咽障碍患者的居家护理

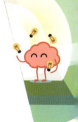

可通过持续留置胃管进食。

3. 禁忌证

鼻咽部有肿瘤或急性炎症的患者，食管静脉曲张、上消化道出血、心力衰竭和高危高血压患者，吞食腐蚀性药物的患者等忌用持续留置胃管进食。

4. 居家日常护理

（1）正确判断胃管位置：照护者于注食前应回抽胃液，将胃管末端放入水中观察有无连续气泡，嘱患者张开口腔，检查是否有胃管盘于口中。确认无误且没有腹胀、胃潴留症状后，方可注食。

（2）注意控制体位、速度和每餐量：一般采取坐位或半卧位，进食后保持半卧位30~60分钟后再恢复平卧位。鼻饲每餐量不超过400ml，并根据全天总量和患者的消化吸收情况合理分配，确定间隔时间，一般间隔2~3小时。注食速度不宜过快，温度控制在38~40℃，过热易烫伤胃黏膜，过凉易引起消化不良、腹泻。鼻饲过程中观察有无呛咳、呼吸困难、恶心、呕吐等情况。若出现呛咳、呼吸困难等现象，立即停止鼻饲，并立即吸出口鼻腔及呼吸道的误吸物。晚上9点后一般禁止注食。

（3）保持胃管通畅：定时用20ml温开水冲洗胃管，避免食物残留在胃管内发酵或变质，也能防止胃管因堵塞或胃液黏稠而引流不畅。注食前后要用温开水先冲管，制备的流质食物不宜带有菜皮、肉末或黏性过大的食物。

（4）妥当固定胃管：用胶布、棉绳或一次性鼻贴固定胃管于鼻窦两侧及面颊部，胃管开口端反折，用纱布包好，以T形夹夹紧，用别针固定于床单上，以防脱管。

（5）留置胃管的长度：常规置入胃管的长度为45~55cm。成人胃肠减压胃管置入的长度，是在一般长度的基础上增加5~10cm。照护者要注意观察胃管刻度。

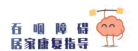

（6）口腔护理：在留置胃管期间，机体抵抗力降低，导致口腔的自洁作用减弱。因此，留置胃管期间，应对意识障碍患者进行口腔护理（可用软毛牙刷进行），对清醒患者嘱咐其按需刷牙。

（7）鼻饲时，保证气管内插管或气管切开的气囊处于充气状态。

（8）选择合适的食物种类和浓度。配制流质食物，确保不受致病菌的污染；已开封的营养液放冰箱冷藏。观察患者的大便性质，注意患者有无腹胀、恶心、呕吐等情况。

（9）胃管留置时间：普通胃管7天换1次。若为硅胶胃管，则按照使用说明书在有效期内更换。需要换管时，可寻求社区护士帮助，也可以到就近医院的门诊更换。

5. 并发症及护理

（1）脱管与堵管：脱管多因患者感觉不舒服或烦躁时自行拔除，或翻身时不慎脱落。堵管多因食物未完全磨碎，胃管管径和管孔过小。要选择粗细适中、柔软、稳定性好的鼻胃管，妥善固定鼻胃管，每次注食前后用温开水冲洗鼻胃管。

（2）呃逆、恶心与呕吐：原因多是鼻饲注入的速度过快、量过大，温度过高或过低。应减慢注入速度，遵循少量开始、逐渐递增的原则；注入的食物温度保持在38~40℃。

（3）胃潴留：由于长期卧床，患者胃动力减弱，胃排空及肠蠕动速度减慢，消化功能减退，喂食量过多或两餐间隔时间较短，过多的食物潴留于胃内。每次在注食前先抽吸，以了解胃残留量来决定注食量，也可以调整使用易消化的肠内营养素。

（4）误吸：多因喂食方法不对，注食时速度过快，鼻饲后立即置患者于平卧位；也可由于长期置管引起贲门括约肌收缩弛缓和收缩障碍，从而导致贲门相对闭锁不全。进食前后应先进行口腔护理。痰液较多者给予吸痰护理，吸痰时动作应轻柔，尽量减少刺激。进食中应抬高床头至少 30℃，进食后保持坐位至少 30 分钟。

二、间歇置管管饲

1. 概念

间歇置管管饲是指进食时经口或鼻插管，进食后给予拔出管道的进食方法，常用于恢复期的患者（兼顾训练）。

2. 适应证

各种原因所致的经口摄食障碍，但食管功能和胃肠功能正常者，或单纯经口摄取会产生低营养和水分摄取困难者；大部分脑损伤的患者；咽反射过强的患者等均可选择间歇置管管饲。

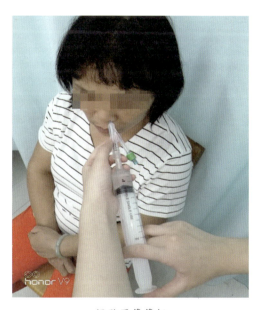

间歇置管管饲

3. 禁忌证

颈椎骨质增生患者、Zenker 憩室患者、严重颈椎反弓患者以及有意识障碍、喉感觉障碍不能确认误插入症状的患者等，忌用间歇置管管饲，建议使用持续留置胃管管饲。

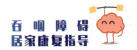

4. 居家日常护理

患者及照护者于患者出院前经护士培训后，已了解间歇置管管饲的适应证、禁忌证及相关注意事项，并知晓操作程序。开始管饲饮食前，已学会评定营养状态并确定营养素的需要量。

（1）准备：物品（导管、食物、温水、注射器、注食器）；体位多采取坐位或半卧位（床头至少摇高30°），直立性低血压及压疮患者依病情而定。食物温度为38~40℃。

（2）插管：戴清洁薄膜手套，导管前端用植物油或用水润滑。手持导管前端沿口腔正中置入，并向咽后壁推进导管，插至咽喉部时嘱患者做吞咽动作，同时将导管顺势置入食管，置入长度30~55cm；往导管球囊内注入3~5ml水，然后轻轻向外提拉，有卡住的感觉，此位置为环咽肌下缘，此时导管随着食管蠕动可到达食管中上段；继续推进导管，回抽有胃内容物，提示导管已入胃内。

（3）正确判断是否误入气管：嘱患者发"i"声，判断声音是否清晰，或将导管外侧端置于水中，观察有无规律气泡产生。若呼吸时有规律气泡溢出，则提示导管可能误入气道内。一定要确保安全置入食管，方可注食。

（4）从导管另一侧口缓慢注入5ml水，若无呛咳，注入20~50ml水，若无不良反应，方可注入食物。注食速度为每分钟50ml。每次注食量根据吞咽障碍患者的消化吸收情况，一般每次200~400ml。注入食物应从少量开始，若观察2~3天无明显不适后，再逐渐增加注入量和次数。

（5）注食完食物和水后拔除导管，保持注食时的姿势至少30分钟。

（6）根据吞咽障碍患者的营养情况选择置管次数，每天置管次数为4~6次。

（7）置入时如果发生呛咳、呼吸困难、发绀等情况，可能是误入气管，应立即拔出，休息片刻后再重新置管。

（8）注意保持口腔清洁：观察营养状态，监测体重。如果发现患

第五章 吞咽障碍患者的居家护理

者摄入量和消耗不平衡，应及时调整营养方案。

5. 并发症及护理

（1）误吸：原因是未确定好置管的正确位置，注食速度过快，注食过程中患者剧烈咳嗽，鼻饲后立即置患者于平卧位等导致。进食前后应先进行口腔护理，痰液较多者予以吸痰护理，插管后要判断位置是否正确后方可注食。注食过程中，患者若有咳嗽，则应暂停注食，寻找原因再具体护理。注食过程中嘱患者做吞咽动作，随着吞咽注食，不宜过急过快。

（2）恶心、呕吐与反流：除吞咽障碍患者的疾病原因外，需注意是否选择经口或经鼻方式不当，选择导管到食管还是到胃评估不准确，鼻饲注入的速度过快、量过大、温度过高或过低，这些均可导致恶心、呕吐与反流。评估是否要保留较好的口腔自主活动性，食管是否有痉挛；应减慢注入速度，遵循从少量开始、逐渐递增的原则；注入的食物温度保持在38~40℃。

三、胃造瘘管饲

1. 概念

在内镜协助下，于腹壁、胃壁造口置管，将营养管置入胃内，实现胃肠内营养，多用于代替持续留置胃管的长期营养管理。

2. 适应证

对于各种原因所致的经口摄食障碍，但胃肠功能正常，需长期管饲营养支持的患者均可采用胃造瘘管饲进食。如各种中枢神经系统疾病导致的吞咽障碍患者；头颈部肿瘤（如鼻咽癌）放疗或手术前后吞咽困难者；呼吸功能障碍行气管切开、气管插管，需长时间管饲者；吞咽功能正常，但摄入不足者，如烧伤、厌食、骨髓移植后者；腹部手术后胃瘫、胃潴留、胃排空障碍者（空肠营养管）；各种原因所致持续、顽固呕吐（肿瘤化疗等）者。

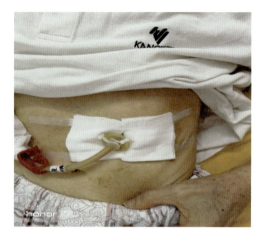

胃造瘘管饲

3. 禁忌证

严禁用于凝血功能障碍、腹膜炎、腹膜透析、胃壁静脉曲张及任何不能行胃镜检查疾病的患者。对于大量腹水的患者，心肺功能衰竭、肝大、胃次全切除术后等患者应谨慎使用。

4. 居家日常护理

（1）管饲时，清醒患者取半卧位，意识障碍和老年痴呆患者抬高床头30°。喂食后保持该体位30~60分钟，防止食物从食管反流，发生吸入性肺炎。

（2）每次喂食前抽取胃内容物，确定造瘘管在胃内。

（3）管饲量：胃造瘘术后12~24小时开始，从造瘘口注入50ml温开水，2小时后再注入50ml，若无不适，可给米汤、牛奶、营养液等。喂食量从100ml逐渐增加至300ml，其中包括营养物质250ml、温开水50ml。一般单次管饲量不超过300ml。

（4）管饲的食物温度为38~40℃，放于前臂内侧而不觉得烫，方可注入。管饲食物温度过高或过低，可能烫伤或冻伤胃黏膜。

（5）管饲食物的浓度应该由低浓度开始，无不适后再换高浓度。

（6）每4小时检查胃内容物情况，残留量大于150ml或达到成人

第五章　吞咽障碍患者的居家护理

每小时滴入量的110%~120%时，暂停注入。分次注入者注入前后用20~50ml温开水冲洗造瘘管；持续滴注者，每4~6小时用温开水20ml冲洗造瘘管，预防管路堵塞。每4~8小时监测肠鸣音情况。观察患者的大便性质，注意患者有无腹胀、恶心、呕吐等情况。

（7）胃造瘘口的护理：每日观察造瘘口周围的皮肤情况，定期旋转松动调节造瘘管固定片，避免固定片固定过紧，造成皮肤黏膜糜烂及胃内端陷入黏膜下窦道中；保持造瘘口周围皮肤清洁、干燥，防止感染。

（8）胃造瘘管的护理：每日观察造瘘管的外露长度及固定造瘘管的松紧度，造瘘管固定不宜过紧或过松。加强对患者及其家属的宣教，避免患者在床上翻身活动时管子扭曲、受压或造瘘管脱出。对于躁动、不清醒的患者，必要时给予约束，以防脱管或拔管。

5. 并发症及护理

（1）造瘘口周围感染：最常见的原因与造瘘口周围皮肤固定过紧或过松、肉芽过长有关。每天观察造瘘口周围皮肤，换药清洁伤口，注意胃造瘘管与胃壁以及造瘘管固定盘片与腹壁接触的松紧度。若有异常建议到吞咽障碍护理门诊或造口门诊就诊。

（2）腹泻、腹胀：是胃造瘘管饲最常见的并发症之一。发生率高达2.3%~30.6%。原因多为注入的食物温度过高或过低、质量不好、灌注方法不当而引起。因此，要注意营养要素的合理搭配，营养液配制选择易消化吸收的食物，营养液的热量密度从低到高，一种到多种逐渐过渡，浓度与容量不宜同时增加，但可交错进行。注意调节注食的速度和食物温度。现配现用，温度为38~40℃。当发生腹泻时，要及时找出原因，如因滴速过快或浓度过高而引起腹胀、腹泻时，可减慢滴注速度。

（3）误吸：多由于注食体位不当、吸痰刺激、胃潴留造成。注食过程和注食后30~60分钟取半坐卧位；合理安排吸痰时间，注食前进行彻底的吸痰，注食后1小时内尽量不吸痰；胃排空不良者可用促胃肠动力药。

（4）造瘘管断管：原因常是造瘘管使用时间太长或老化，食物温

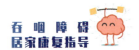

度过高也可引起造瘘管变形、变硬而断裂。造瘘管使用时间不宜过长，以1年为宜；管饲过程中营养液应保持适宜的温度。

（5）造瘘管滑脱：多与固定不牢固或患者烦躁拔管有关。术后注意造瘘管的固定，宁紧勿松，避免造瘘管滑脱，并记录造瘘管从胃距皮肤的长度，便于日后护理，以及及时发现造瘘管移位、滑脱等。若患者出现烦躁不安，可适当给予约束。若出现造瘘管脱落，立即用无菌纱布包敷造瘘口，并到就近医院就诊。

（陈琼梅）

第三节　吞咽障碍患者的营养进食

一、吞咽障碍患者的营养不良

营养不良是吞咽障碍患者常见的并发症。老年痴呆患者由于认知功能下降而导致患者进食的自主性下降，不能独立进食或忘记进食、拒食，因而营养物质摄入差，导致营养不良；营养不良反过来又会促进认知功能减退，形成恶性循环。急性脑卒中的吞咽障碍者营养不良发生率为34.8%，远高于无吞咽障碍者。对住院脑卒中患者营养不良危险因素的研究显示，营养不良患者中吞咽障碍者占4/5，吞咽障碍者营养状况差，并随着吞咽功能的水平下降而下降。脑卒中患者入院时已经有8%~62%存在营养不良，在脑卒中急性期患者中的发生率为22%~65%，平均发生率为50%。如何辨别吞咽障碍患者存在营养不良呢？

（一）营养不良的症状

只要注意观察，若出现以下症状，则高度提示有营养不良：①皮肤皱纹增多、干燥,有点状出血,色素减少;②毛发无光泽、干燥;③眼结膜干燥,眼白处可见白色或浅黄色斑点;④口角干裂;⑤舌发红、糜烂;⑥四肢肌肉减少,指、趾甲无光泽,成匙甲或脊状甲。

(二)居家简单实用的营养筛查方法

1. 主观指标

(1)膳食及营养摄入信息的采集:24小时的摄入情况、饮食习惯、饮食喜好等。

(2)营养相关的既往病史:如2型糖尿病、脑卒中、胃大部分切除后等,用药史(如华法林、维生素制剂)、消化道症状、吞咽能力、义齿适应等。

2. 客观指标

(1)标准体重评价法:标准体重的计算一般采用Broca改良公式。

$$标准体重(kg) = 身高(cm) - 105$$

评价标准:实测体重占标准体重的百分数 ±10% 为正常体重,小于标准体重10%~20% 为轻度营养不良,小于标准体重20%~30% 为中度营养不良,小于标准体重30%以上为重度营养不良。

(2)体重损失率的计算及评价:根据不同时期的实际体重进行计算和评价。

$$体重损失率 = [上次体重(kg) - 这次体重(kg)] / 上次体重(kg) \times 100\%$$

评价标准:体重损失率1周内超过2%,1个月内超过5%,2个月内超过7.5%,6个月内超过10%,均说明个体存在蛋白质热能营养不良。

(3)体重指数(BMI):又称身体质量指数,是用体重千克数除以身高米数平方得出的数字,是目前国际上常用的衡量人体胖瘦程度以及是否健康的一个标准(表5-1)。

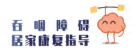

表 5-1　成人 BMI 评价标准

	BMI 中国成人标准（2003.03）
正常体重	18.5~23.9
体重过轻	<18.5
超体重	24.0 ≤ BMI<28.0
肥胖	≥ 28.0

（三）实验室检查

营养状况指标包括生化指标血浆（白蛋白、血浆前白蛋白）、血红蛋白、血细胞比容等。可定期到社区或医院复查。

如果患者存在营养风险，需要请公共营养师进行更准确的营养评估。营养评估是指用全面的方法来诊断营养问题，应用一系列指标，包括药物史、营养状况、就医史、体格检查、人体测量及实验室资料，以便确定营养不良的原因，根据评定结果制订干预计划。目前尚未有国际公认的诊断卒中后营养不良的金标准，也没有特异性的应用于卒中吞咽障碍患者的营养状态评价工具。

二、吞咽障碍患者饮食方案的制订

经过前面简单实用的筛查判断，发现有营养风险的人群，应及时有效地处理营养不良，选择合适的营养支持方案。

1. 吞咽障碍患者的营养评估

吞咽障碍患者的营养评估包括 BMI、吞咽功能、咀嚼功能，患者是否存在厌食情况，近日来是否存在胃肠道反流，是否存在失语或抑郁，是否存在便秘，是否使用了可能影响吞咽的药物（如抗胆碱能药、止痛药、精神药物）等。

2. 吞咽障碍患者能量和蛋白质需要量的估算

根据患者性别、体重、应急情况估算，对于高度应激、肥胖、多发

第五章　吞咽障碍患者的居家护理

性创伤的患者，采用代谢仪测定可提供更为准确的信息。老年住院患者每天能量需求为30~35kcal/kg。慢性阻塞性肺疾病患者推荐能量：急性期每天20~25kcal/kg，恢复期每天25~30kcal/kg。按患者的体重及应激估计每天基本能量需要量，机体处于非应激状态与应激状态分别需要：男性每天25~30kcal/kg和30~35kcal/kg，女性每天20~25kcal/kg和25~30kcal/kg。瘫痪患者适用下限值，非瘫痪患者适用上限值；肥胖者按标准体重计算。蛋白质供给量为1.5~2.0g/kg。

3. 合理进食

根据患者每日的能量需求量和可提供的食物或医生给出的肠内营养素用量，在患者耐受的情况下，将食物分配到各餐。吞咽障碍患者应采取少量多餐制，一般每日可分为5~6餐。保证食物多样化，营养均衡。针对特殊缺乏的营养素，可进行额外补充。

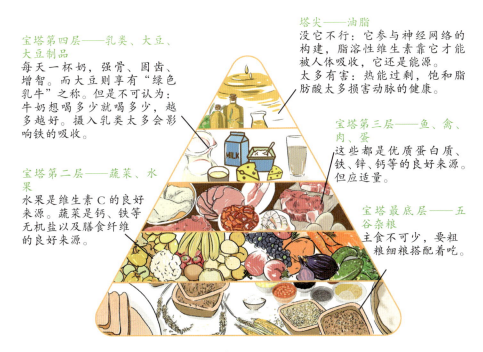

塔尖——油脂
没它不行：它参与神经网络的构建，脂溶性维生素靠它才能被人体吸收，它还是能源。
太多有害：热能过剩，饱和脂肪酸太多损害动脉的健康。

宝塔第四层——乳类、大豆、大豆制品
每天一杯奶，强骨、固齿、增智。而大豆则享有"绿色乳牛"之称。但是不可认为：牛奶想喝多少就喝多少，越多越好。摄入乳类太多会影响铁的吸收。

宝塔第三层——鱼、禽、肉、蛋
这些都是优质蛋白质、铁、锌、钙等的良好来源。但应适量。

宝塔第二层——蔬菜、水果
水果是维生素C的良好来源。蔬菜是钙、铁等无机盐以及膳食纤维的良好来源。

宝塔最底层——五谷杂粮
主食不可少，要粗粮细粮搭配着吃。

营养膳食宝塔

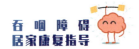

4. 选择营养途径

营养途径首选肠内营养，包括经口营养和管饲营养（鼻胃管、间隙置管、鼻肠管和经皮内镜下胃造瘘管）。肠内营养是指通过胃肠道给予营养物质，只要无严重的胃肠功能障碍，就宜尽早开始。

（1）经口营养：头颈部手术、放疗、化疗后的吞咽障碍患者的目标是经口营养。对于进展性神经肌肉疾病的患者，开始是经口营养，后期可能由于病情不允许而采取肠道营养。对于存在轻度吞咽障碍的患者，可以通过改变食物的性状来满足经口营养。

（2）管饲营养：经口或鼻胃管、胃造瘘管来提供营养物质。早期管饲饮食有减少死亡率的趋势，在发病后1周内尽早开始管饲饮食；目前认为，脑卒中急性期首选鼻饲管营养支持，不支持早期开始胃造瘘管饲。短期内不能恢复经口进食者，4周后应改为胃造瘘管饲。必须经过患者同意才进行胃造瘘术，住院期间及出院后应有清晰的管理流程。

（3）肠外营养：如果入院7天后不能达到目标量，可给予补充性肠外营养。

5. 观察与记录

无论选择哪种营养途径，都要关注患者的耐受能力及营养效果，严格记录出入量，保证营养的供给。每周测体重1次。及时复查生化指标，及时调整饮食方案。

三、对吞咽障碍患者有益的食物

现代平衡膳食提出谷类为主、粗细搭配、荤素搭配、谷类豆类搭配的原则，最根本的目的是提供合理的营养和平衡的膳食。老年人的饮食原则：少食多餐，软食为主；多吃素，少油腻；多淡食，少过咸；食物多样化，饮食要温热；适量茶，切勿吸烟。

第五章 吞咽障碍患者的居家护理

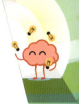

（一）食物多样化，摄入充足的食物，保证能量的供给

《中国居民膳食指南》中指出，老年人每天应摄入 12 种及以上的食物。应采用多种方法增加食欲和进食量。饭菜应色香味俱全，温度适宜。以轻体力劳动者计算，65~79 岁男性的能量需求量是 2050kcal，女性是 1700kcal；80 岁以上男性的能量需求量是 1900kcal，女性是 1500kcal。碳水化合物是膳食能量的主要来源，占总能量的 50%~60%。应适当多选择粗、杂粮，提倡食用"低糖、低盐、低脂、低胆固醇、低刺激性"食物，多吃新鲜的蔬菜、水果，饮食清淡、少盐。

（二）细软食物的制作方法

①将食物切碎，或延长烹调时间；②肉类食物切成肉丝或肉片后烹调，也可剁碎做成肉丸食用，鱼虾类可做成鱼片、鱼丸、鱼羹、虾仁等；③坚果、杂粮等坚硬食物可磨成粉末或细小颗粒食用，如芝麻粉、核桃粉、玉米粉；④质地较硬的水果或蔬菜可粉碎榨汁食用；⑤多采用炖、煮、蒸、烩、焖、烧等烹调方法，慎吃油炸类、熏烤类、腌制类、酱制类及冰镇类食物。忌食无节制。

（三）进食合理的食物种类

高龄和咀嚼能力严重下降的老年人，饭菜应煮软烧烂。对于有咀嚼吞咽困难的老年人，可选择软食、半流质或糊状食物，液体应增稠。老年人的饮食特征如下：①柔软、密度及性状均一；②有适当的黏性，不易松散；③易于咀嚼，通过咽及食管时容易变形；④不易在黏膜上滞留。在稀液体内加入增稠剂，也可将固体食物改成泥状或糊状。先从米糊、鸡蛋羹、粥等糊状食物开始，逐渐增加烂饭等固体物。饮用果汁比水好。合适的食物种类包括软食、半流质食物、糊状食物。

1. 软食

（1）适合人群：轻度咀嚼障碍的老年人。

（2）食物特征：食物细软，不散，不黏；食物颗粒≤1.5cm×1.5cm；容易咀嚼或用牙龈咀嚼。

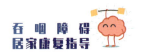

（2）适宜食物：软、熟烂的米面食物及其制品，易煮软的叶菜、薯芋类、茄果类食物，质地松软的新鲜水果，去刺去骨的鱼虾畜禽肉类，碎软的坚果和豆类及制品，各类乳制品。

2. 半流质食物

（1）适合人群：中度咀嚼或吞咽障碍的老年人。

（2）食物特征：食物湿润有形状，即使没有牙齿也可用舌头压碎；容易形成食团，在咽部不会分散，容易吞咽。

（3）适宜食物：蒸煮烤松软的半固体米面食物及制品，易煮软的叶菜、薯芋类、茄果类食物，柔软切碎、食物颗粒≤0.6cm×0.6cm的水果，去刺去骨切碎的鱼虾肉类，各类乳制品。

3. 糊状饮食

（1）适合人群：适合有明显咀嚼及吞咽障碍的人群。

（2）食物特征：食物粉碎成泥状，无须咀嚼，易吞咽；通过咽和食管时易变形且很少在口腔内残留。

（3）适宜食物：各类食物蒸煮后，经机械粉碎加工成泥状；质地细腻均匀，稠度适中；不易松散，不分层，不黏牙，能在勺子上保持形状。

（四）保证老年人能获得足够的优质蛋白质

一般来说，老年人每日蛋白质摄入量以达到1.0~1.2g/kg为宜。获取的方法如下：①吃适量的肉，鱼、虾、禽肉、猪牛羊肉等动物性食物都含有消化率较高的优质蛋白质和多种微量元素，对维持老年人的肌肉合成十分重要。②每天喝奶，有利于预防骨质疏松和骨折。建议老年人多喝低脂奶及其制品。乳糖不耐受的老年人可考虑喝低乳糖奶或酸奶。③每天吃大豆及其制品，减少骨钙丢失，增加脑和冠状动脉血液流量，以预防心脑血管疾病。

（五）合理利用营养强化食品

常见的营养缺乏有钙、维生素D、维生素A缺乏，以及贫血、体重过轻等问题。合理利用营养强化食品或营养补充剂来弥补膳食摄入的营

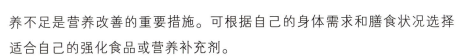

养不足是营养改善的重要措施。可根据自己的身体需求和膳食状况选择适合自己的强化食品或营养补充剂。

（陈琼梅）

第四节　吞咽障碍患者的口腔卫生

一、口腔卫生的重要性

口腔是呼吸道和消化道的共同通道，口腔清洁和黏膜完整性是重要的健康要素。吞咽障碍患者、老年人、生活不能自理的患者，经鼻或口置管（包括鼻饲和引流）、气管套管或口腔手术、放疗或化疗后的患者，都面临现存或潜在的口腔溃疡、出血、感染等复杂的口腔问题。若处理不当，将继发呼吸、消化、营养或全身症状。特别是吞咽障碍的患者，因吞咽、咳嗽反射障碍，食物残渣及唾液等清除能力下降，更易导致误吸，进而发生肺部感染。因此，口腔护理在吞咽障碍的患者中尤为重要，是一种改善和维持口腔卫生非常有效的治疗措施。

二、居家吞咽障碍患者的口腔卫生

1. 含漱

（1）适应对象：洼田饮水试验3级及以下的吞咽障碍患者，如鼻咽癌放、化疗术后患者。不适用于有认知障碍或严重吞咽功能障碍的患者。

（2）方法：漱口液入口后，用舌上下、左右、前后反复的搅拌。嘱患者每次含漱时，漱口液保留在口腔内3~5分钟，做到在晨起、午后和睡前各含漱1次。

（3）作用：清除大块残渣及分泌物，减少牙菌斑；使唾液分泌增加，

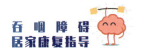

改善口腔的酸性环境。

（4）注意事项：指导患者漱口时尽量低头，避免仰头时引起误吸、呛咳。

2. 口腔冲洗

（1）适应对象：适用于口腔内有病变、伤口或有钢丝、夹板等固定物的口腔、下颌术后患者。

（2）方法：左手用注射器缓慢注射漱口液，右手持负压吸引管进行抽吸，一边注射一边抽吸，直至口腔全部冲洗干净。

（3）作用：物理性冲洗可替代唾液起到物理冲刷的作用。

（4）注意事项：该方法可冲洗掉大部分细菌。注水及抽吸需2人配合操作，耗费人力。抽吸不及时或不干净，易导致患者呛咳误吸。另外，该方法很难清除舌苔及痰痂。

3. 机械性擦洗

（1）适应对象：适用于昏迷或有气管切开的患者。

（2）方法：传统方法以棉球擦洗为主，改良的方法包括使用妇科棉枝、纱布、一次性棉头拭子、海绵刷（国外ICU）进行擦洗等。

（3）作用：机械性擦洗可以有效去除牙菌斑。

（4）注意事项：该方法能有效去除牙菌斑，但存在清洗范围小、压力不足等缺点。当口腔分泌物、污物较多时，难以擦拭干净，建议在口腔护理前先行吸引或结合冲洗法进行口腔护理。另外，需特别注意擦洗力度，避免发生机械性损伤。

4. 刷牙

（1）适应对象：洼田饮水试验2级以下的吞咽障碍患者。

（2）方法：传统手动牙刷、电动牙刷。

（3）作用：清除牙间污垢、食物碎屑、部分牙菌斑和清除口臭；按摩牙龈，促进血液循环，对牙周起到良好的刺激作用，增加组织的抵抗力。

第五章 吞咽障碍患者的居家护理

（4）注意事项：电动刷牙比手动刷牙能更彻底地清除牙菌斑，减少牙龈炎及牙龈出血，在省力及减轻牙龈出血等方面优于前面三种方法。但是该方法不适用于严重吞咽功能障碍的患者。

5. 负压冲洗式刷牙

（1）适用对象：适用于洼田饮水试验3级以上的吞咽障碍患者或重症患者（昏迷、气管插管、气管切开）。

（2）方法：一名护士操作，在冲洗口腔后，用冲吸式口护吸痰管的吸水腔及时吸走，用硅胶刷毛在口腔内不断刷洗。

（3）作用：清除口腔污垢，清洁舌苔，提高口腔清洁度；防止刷牙时误吸，预防口腔和肺部感染；按摩牙龈，促进血液循环，增加组织的抵抗力。

（4）注意事项：该方法将冲洗法与刷牙法相结合，很好地发挥了各种方法的优势，又解决了吞咽障碍患者吞咽功能异常易发生误吸、呛咳的难题；在操作过程中应注意冲水的速度，及时检查吸引压力，以免因冲水量过大或抽吸不及时导致误吸、呛咳。该方法在临床应用后效果较好，患者及其家属易接受，是认知障碍的吞咽障碍患者居家护理的重要方法。

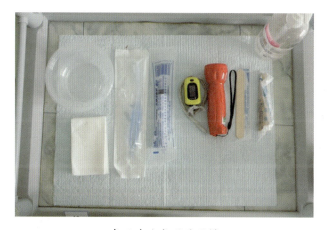

负压冲洗式刷牙器材

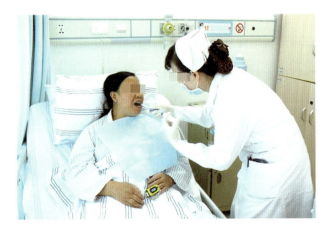

负压冲洗式刷牙

6. 咀嚼

（1）适用对象：适用于鼻咽癌放、化疗术后及口腔、咽喉术后的吞咽障碍患者或老年退行性吞咽障碍患者。

（2）方法：湿润口唇后咀嚼木糖醇口香糖，早、中、晚各1次，每次15分钟。

（3）作用：满足患者的生理和心理需求；促进唾液分泌，预防口腔并发症，防止真菌感染；促进肠蠕动恢复，改善口腔咀嚼相关肌肉肌力。

（4）注意事项：该方法不适用于意识不清、认知障碍的患者，幼儿应在家长监管下使用该方法。

三、口腔卫生的效果

理想的口腔护理，应达到如下效果：

（1）患者口腔清洁，无异味，无感染，口腔黏膜完整。

（2）患者能正确漱口或刷牙，建立维护口腔健康的意识和行为。

（谢东霞）

第五章　吞咽障碍患者的居家护理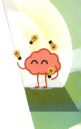

第五节　吞咽障碍患者的心理护理

疾病或老化本身意味着患者身心受到双重打击，特别是吞咽障碍的患者。人类赖以生存的食物不能经口咽下，患者不仅感到身体上遭受严重创伤，而且心理上也会有重大的挫败感。患者身心失衡，会造成心理障碍。心理障碍的存在，不仅降低了患者的生活质量，还直接影响其康复效果和预后。及时发现患者的心理问题并及早进行心理干预，使患者能面对现实，有助于改善患者的焦虑抑郁情绪，提高日常生活能力，从而增强吞咽障碍患者的信心，提高吞咽障碍患者及其家属的生活质量。

一、吞咽障碍患者的常见心理问题及识别

1. 心理表现

吞咽障碍患者由于有不同程度的吞咽障碍症状，严重影响生活质量，常存在不同程度的心理问题。吞咽障碍患者常见的心理表现如下。

（1）焦虑心理：患者常因为突发的某种疾病导致吞咽障碍，这类患者会对病情变化感到意外。年轻患者社会角色比较突出，既是家庭的支柱，又是社会的中坚力量。当他们受到疾病折磨时，会顾虑给家庭带来经济上的负担，牵挂着老人赡养和子女的教育，又惦念着自身事业的进展和个人的成就，担心今后自己成为家庭的累赘，对疾病转归及治疗不了解，加之家庭、社会、经济等因素的影响，患者极易产生焦虑情绪，常表现为紧张、烦躁、易激动、发脾气，不配合照护者。

（2）恐惧心理：常惊恐不安，忧心忡忡，沉默寡言，食欲缺乏，睡眠差；整天为其病情担忧，担心被"饿死"；十分关注疾病预后情况，希望得到社会更多的关爱和指导。

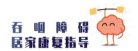

（3）悲观心理：以病情重、恢复慢、家庭经济条件差或缺少家庭温暖的年长患者多见。患者认为自己年老体衰，康复渺茫，人生已失去价值，不必再增加家庭及社会负担，因而整天愁眉苦脸，唉声叹气，悲观绝望，丧失了康复和生存的信心，严重者拒绝治疗或产生轻生念头。

（4）自卑心理：吞咽障碍患者往往因为疾病及头面部手术后，导致头面部外观改变及留置进食管道而自觉形象丑陋；鼻咽癌患者会出现口腔干燥、口腔异味等症状而自觉难以见人，因而自闭房中，抑郁苦闷，少言寡语，不愿与人交往，不欢迎或拒绝别人的探访。

（5）依赖心理：多见于性格较内向、行事谨慎且家庭照顾较多的患者。多数患者在疾病恢复后期日常生活仍然不能自理，即使能够安全进食，也还需要依赖他人喂食，不敢适度活动，各方面均依赖他人帮助。

2. 心理障碍评估

吞咽障碍患者存在的心理问题往往会被照护者忽略，出院前医护人员应通过 Zung 焦虑自评量表（表 5-2）、Zung 抑郁自评量表（表 5-3）或 SCL-90 心理健康测试量表对吞咽障碍患者是否存在焦虑或抑郁进行筛查评估，发现问题后，应及时采取措施干预，并向家属或照护者进行健康教育，指导照护者或家属多关注吞咽障碍患者的情绪变化，及时引导，避免因心理问题造成的不良后果发生。

（一）Zung 焦虑自评量表

该表由 20 个与焦虑症状有关的项目组成，每项问题后有 1~4 级评分选择。1 分：很少有该项症状；2 分：有时有该项症状；3 分：大部分时间有该项症状；4 分：绝大部分时间有该项症状。

项目 5、9、13、17、19 为反向评分题，按 4~1 记分。由被测者按量表说明进行自我评定，依次回答每个条目。所有项目评分相加，即得到总分。总分超过 40 分可考虑筛查为阳性，即可能有焦虑症状（表 5-2）。

第五章 吞咽障碍患者的居家护理

表 5-2 Zung 焦虑自评量表

问题	1	2	3	4
1. 我感到比以往更加敏感和焦虑	□	□	□	□
2. 我无缘无故地感到担心	□	□	□	□
3. 我容易心烦意乱或感到恐慌	□	□	□	□
4. 我感到我的身体好像被分成了几块，支离破碎	□	□	□	□
5. 我感到事事顺利，不会有什么倒霉的事情发生	□	□	□	□
6. 我的四肢抖动和震颤	□	□	□	□
7. 我因为头痛、颈痛和背痛而烦恼	□	□	□	□
8. 我感到无力且容易疲劳	□	□	□	□
9. 我感到很平衡，能安静坐下来	□	□	□	□
10. 我感到我的心跳较快	□	□	□	□
11. 我因阵阵的眩晕而不舒服	□	□	□	□
12. 我有阵阵要昏倒的感觉	□	□	□	□
13. 我呼吸时进气和出气都不费力	□	□	□	□
14. 我的手指和脚趾感到麻木和刺痛	□	□	□	□
15. 我因胃痛和消化不良而苦恼	□	□	□	□
16. 我必须时常排尿	□	□	□	□
17. 我的手总是温暖而干燥的	□	□	□	□
18. 我觉得我脸红发烧	□	□	□	□
19. 我容易入睡，晚上休息很好	□	□	□	□
20. 我做噩梦	□	□	□	□
总分：				

（二）Zung 抑郁自评量表

该表包含 20 个项目，采用四级评分方式，大多数项目为正向评分。1 分：很少有该项症状；2 分：有时有该项症状；3 分：大部分时间有该项症状；4 分：绝大部分时间有该项症状。

项目 2、5、6、11、12、14、16、17、18、20 为反向评分题，按

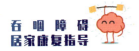

4~1记分。所有项目评分相加,即得到总分。总分超过41分可考虑筛查阴性(表5-3)。

表5-3 Zung抑郁自评量表

问题	很少	有时	经常	持续
1. 我觉得闷闷不乐,情绪低沉	☐	☐	☐	☐
2. 我觉得一天之中早晨最好	☐	☐	☐	☐
3. 我一阵阵哭出来或觉得想哭	☐	☐	☐	☐
4. 我晚上睡眠不好	☐	☐	☐	☐
5. 我吃得跟平常一样多	☐	☐	☐	☐
6. 我与异性密切接触时和以往一样感到愉快	☐	☐	☐	☐
7. 我发觉我的体重在下降	☐	☐	☐	☐
8. 我有便秘的苦恼	☐	☐	☐	☐
9. 我的心跳比平时快	☐	☐	☐	☐
10. 我无缘无故地感到疲乏	☐	☐	☐	☐
11. 我的头脑与平常一样清楚	☐	☐	☐	☐
12. 我觉得经常做的事情并没有困难	☐	☐	☐	☐
13. 我觉得不安而平静不下来	☐	☐	☐	☐
14. 我对将来抱有希望	☐	☐	☐	☐
15. 我比平常容易生气激动	☐	☐	☐	☐
16. 我觉得做出决定是件容易的事	☐	☐	☐	☐
17. 我觉得自己是个有用的人,有人需要我	☐	☐	☐	☐
18. 我的生活过得很有意思	☐	☐	☐	☐
19. 我认为我死了别人会生活得好些	☐	☐	☐	☐
20. 平常感兴趣的事我仍然感兴趣	☐	☐	☐	☐
总分:				

二、吞咽障碍患者的心理护理

吞咽障碍患者常表现不同的心理问题,因人而异,因症状而不同,可出现焦虑、恐惧、悲观、自卑、依赖等各种心理。护士、照护者及其

第五章 吞咽障碍患者的居家护理

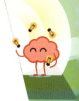

家属应根据具体问题采取不同的心理护理干预措施。

（一）通过同理心，与患者建立良好关系

同理心也称共情。不同于同情心，同理心是通过观察吞咽障碍患者的言行，深入其内心去体验他的情感与感受，并将自己的同理心传达给对方，表达对吞咽障碍患者内心世界的体验和所面临问题的理解，影响吞咽障碍患者并取得反馈。准确把握吞咽障碍患者的情绪体验，对其表达理解和同感，使吞咽障碍患者感到自己是被理解和接纳的，从而促进良好关系的建立。

（二）矫正认知偏差，提供矫正方法

通过提供案例分析，帮助吞咽障碍患者从中真正领悟到不良认知所带来的后果，并找出患者自身的认知偏差，主动用理性认知代替非理性认知，纠正吞咽障碍患者的不良应对方式。

（三）加强饮食护理，减轻焦虑情绪

吞咽障碍患者产生焦虑情绪多因吞咽障碍、不能进食引起。因此，做好饮食护理非常重要。视患者吞咽障碍的程度给予其高蛋白质、高维生素、高热量、低脂肪的软食、半流质及流质食物。创造洁净的进餐环境，给予患者充足的时间，并根据其个人嗜好调整食物种类。对于生活不能自理的患者，护理人员要耐心喂食、喂水或鼻饲，向吞咽障碍患者解释如何配合，取得患者的积极配合，从而减轻吞咽障碍患者的焦虑情绪。

（四）加强沟通，减轻恐惧心理

多关心体贴吞咽障碍患者，细心观察病情变化，了解吞咽障碍患者的需求并给予解决。引导吞咽障碍患者配合康复，激发吞咽障碍患者康复的信心，减轻恐惧。

（五）强化支持系统，消除悲观心理

除医护人员外，家庭、社会对患者疾病的良好预后也有着一定的影响，对于年老体弱病程长的吞咽障碍患者尤为重要。应积极与其家属、

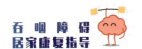

单位联系，让吞咽障碍患者的家属、同事、朋友给予其更多的关心和照顾，使吞咽障碍患者感受到亲情和友情，有生存下去的勇气，能以积极的心态配合治疗。同时，让家庭成员了解吞咽障碍患者的病情，参与制订护理计划，取得患者社会支持系统的配合，使照护者掌握鼻饲、吞咽进食功能训练的辅助方法及注意事项等。

（六）重视恢复期指导，削弱患者的依赖心理

重病恢复期的老年吞咽障碍患者，或者家庭经济条件好、家属关爱有加的吞咽障碍患者依赖心特别强。对此，除了向患者本人，还要向家属说明恢复期自理能力训练的重要性，并积极指导患者做力所能及的日常活动，如早期床边活动，自己进食、饮水、自理大小便等。尽快使其适应日常生活，减轻家庭及社会的负担。

（谢东霞）

第六节　吞咽障碍患者及照护者的健康教育指导

一、概述

脑卒中伴发吞咽障碍的概率很高，发生率为 25%~75%，部分患者脑卒中后的吞咽障碍在 1~2 周即可获得完全康复，但仍有极少部分患者持续时间较长或不能恢复。脑卒中患者的住院治疗是短暂的，大部分的康复时间是在家中度过。另外，随着当前社会老龄化的日益加剧，老年人口正在不断增加，老年人希望居家养老的比例在世界各国都超过了 80%，退行性吞咽障碍的人群也在不断递增。因此，居家吞咽障碍护理成为人们越来越迫切的需求。如果患者家属及照护者能掌握正确的护理技术，有利于患者出院后的居家康复。良好的照护需要知识的武装与技能支持，缺乏护理常识的照护者也可能适得其反。护士应针对患者及其

第五章 吞咽障碍患者的居家护理

家属的具体情况，采用有效的沟通技巧，将吞咽障碍的相关知识、操作技能逐步对其家属及照护者进行宣教、示范。出院前对其掌握程度进行评估，对其存在问题予以强化训练指导，保证出院后护理的正常进行。

二、评估

评估患者及照护者的文化程度及接受能力，以及对疾病知识的知晓情况。

三、计划

根据评估结果选择合适的健康教育方法，制订护理教育方案。

四、实施

（一）教育模式

集体授课与个体相结合模式。

（二）教育方法

进行集中面授、发放宣传单、录像视频授课等。

（三）教育内容大纲

1. 身体状况的观察记录

呼吸、脉搏、血压、体温的测定对了解患者的身体状况十分必要，每天在规定时间内测定，并将测得的数值记录下来。这些记录对于了解身体状况的变化和发展趋势是必不可少的重要依据。

2. 观察记录及饮食指导

要对患者的进食量、食欲、进水量进行观察记录。可以用表格记录，每张表可记录1周的血压、体温、呼吸的测试结果。各种数据可以用不同的颜色表示。还应记录进食情况、次数、量，食物性质种类、食欲，尿量、尿色、频次，大便的量、色和性状。

（1）摄食的方式：经口/管饲。

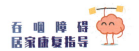

（2）食物性状：稀流质、浓流质、糊状、固体。

（3）食物营养和量的制订：给予富含营养的食物，如优质蛋白质、低脂肪、低胆固醇、新鲜蔬菜和水果，根据具体情况，以量的出入为基础制订饮食处方。

（4）注意口腔卫生：每次进餐后清洁口腔，防止食物残留导致误吸。

3.服用药物指导

经口吞服药片的困难影响不同年龄的人群。平时用水服用药物易导致呛咳、误吸，而食物辅助服药会影响其崩解、释放和吸收；某些药物不适合碾碎后服用，碾碎后可能会改变药物的药代动力学或效能，如包衣制剂或缓释制剂药物剂型必须整片服用。几种药物碾碎混合服用可能造成药物间的相互作用。现在市面上的药物剂型大多为片剂、胶囊剂，现有的解决方法是将片剂掰开、碾碎，胶囊剂打开溶解于水中鼻饲或者经口进食，一方面影响了药物的适口性；另一方面，由于部分药物为肠溶制剂、缓释制剂及控释制剂，其药效也会受到影响，甚至引起药物不良反应。所以，平时应做好以下工作：

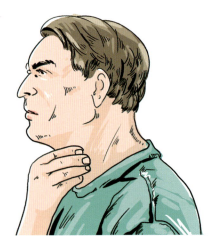

（1）确定药物的种类和数量、剂量，遵守服药时间（如饭前、饭后、餐时、睡前）。

第五章 吞咽障碍患者的居家护理

（2）服用药物时，确认药物从包装中取出，以防连包装服用引起不适。

（3）忘记服药时，切勿将漏服的药物凑在一起补服，避免因剂量过大而加重不良反应。

（4）特殊药物服用的指导：如降压药，在医生指导下用药，不能随意停服或减量；抗凝药物，服药期间要注意观察牙龈、黏膜和皮下是否有出血，大便是否有血便；镇静催眠药，要注意防止跌倒。

（5）药物易服的窍门：①药水：加入增稠剂呈糊状，与果冻、布丁、可可粉混合，味苦的药可以减弱苦味。②粉剂：药物可包在米纸里与果冻/布丁混合，与增稠剂及少量水混合置于舌后方。③胶囊剂：如果难以吞咽，可与医生协商更改剂型。

目前还有一种协助服药的凝胶饮品。该饮品顺滑可口，能减少服用固体制剂时的异物感，并掩盖其不适气味及苦味，不影响药物在体内崩解释放和吸收。本品适用于药物吞咽困难的人群（含心理性）服用固体制剂时使用。本品低能量，无蔗糖，不含脂肪，服用安全，可降低误吸引起的风险，且使用简单，方便携带。

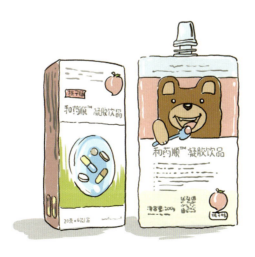

凝胶饮品

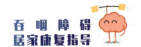

（6）注意事项：平时应小心下面几种服药方式，避免出现用药错误。富含维生素K的食物如动物肝脏、菠菜、芫荽等，对华法林有直接的拮抗作用而影响其抗凝效果。高脂肪食物可降低某些药物的吸收，如铁剂。高蛋白质饮食可与药物竞争蛋白结合位点而导致左旋多巴、甲基多巴等药物吸收减少。蜂蜜、麦芽糖、枣、碱性饼干及含糖高的馅类食品，可与解热镇痛药形成复合体，从而减少药物初期的吸收速度。葡萄汁、西柚汁、橙汁等饮料中含有丰富的黄酮类、柑橘苷类化合物，这种成分抑制细胞色素P_{450}氧化酶，从而抑制药物在胃肠道的代谢。某些碳酸饮料（可乐、雪碧等）可使消化液呈偏酸性，尤其是夏季喝得较多时，可使降压药如利血平、解痉药如阿托品、止喘药如麻黄碱等吸收减少，进而影响其治疗效果。

五、预防感染

老年人多有免疫力减弱倾向，易发生感染，进而诱发身体已有疾病的恶化，甚至危及生命，因此应当注意预防感染。注意事项：①营养平衡饮食；②保持身体清洁卫生；③经常晾晒被褥；④经常清洗衣物；⑤室内保持清洁、空气流通；⑥外出时戴口罩；⑦外出归家后要漱口；⑧饭前便后要认真洗手；⑨刷牙、刷舌，保持口腔卫生。

在吞咽障碍患者中，最常见的并发症是营养不良、误吸及肺炎。最容易并发误吸，因此对于误吸的预防是吞咽障碍护理工作的重中之重，这是一项长期、细致的护理工作。

（陈琼梅）

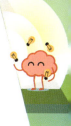

第七节　急救技能的培训

一、误吸的分类及表现

误吸分为显性误吸和隐性误吸。显性误吸伴随进食、饮水及胃内容物反流突然出现的呼吸道症状（如咳嗽、发绀）或吞咽后出现的声音改变（声音嘶哑或咽喉部的气过水声）。该并发症病情较重，发展较快。一旦产生，呼吸困难是其首发和突出表现，极易诱发重症肺炎、急性左心衰竭、急性呼吸衰竭。隐性误吸往往直到出现吸入性肺炎时才被察觉，不易引起吞咽障碍患者及其家属的注意，有的老年人仅表现为精神萎靡、神志淡漠、反应迟钝及食欲缺乏。老年吞咽障碍患者更容易在睡眠或意识障碍时发生口腔分泌物的隐性误吸。

二、误吸会导致死亡

误吸严重威胁着吞咽障碍患者的生命健康，轻者可以出现呛咳，重者可表现为吸入性肺炎，甚至发生窒息导致死亡。

三、引起误吸的危险因素

1. 疾病因素

（1）如脑血管疾病、阿尔兹海默病、晚期肿瘤等，常伴有意识障碍、吞咽困难、气道痉挛，易引起误吸。

（2）长期留置鼻饲饮食，环状括约肌易出现不同程度的损伤，导致功能障碍；同时，留置的胃管易使食管相对关闭不全，胃内容物反流至口咽而发生误吸。

（3）因病情需要使用的镇静药、抗焦虑药等药物可引起意识改变，增加误吸的可能。

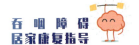

2. 年龄因素

随着年龄的增长，老年人口腔黏膜萎缩，咽及食管的蠕动功能减退，喉部感觉减退，吞咽反射功能渐趋迟钝而导致误吸。年龄越大，发生误吸的概率越大。

3. 体位因素

吞咽障碍患者多因身体虚弱，进食时采取卧位或半卧位（抬高床头约30°），在进食过快、过急、过多或由家人协助进食时，都会增加误吸的概率。

4. 照护者因素

由照护者照顾饮食起居时，若照护人员缺乏必要的护理常识，不能正确掌握喂食技巧，易导致老年人或吞咽障碍患者呛咳或误吸。

四、预防误吸

1. 饮食方面

食物的性质以半流质为主，如粥、蛋羹、菜泥等。避免食用干硬类和刺激性食物。对于吞咽困难者，应将食物做成糊状，避免进食汤水类。水分的摄入应尽量混在半流质食物中，食物的种类以高蛋白质、高维生素、易消化食物为主。

2. 进食体位

进食时尽量取半卧位或坐位。坐位进餐时，头颈稍前屈45°，不能坐位进餐者取头高30°~45°半卧位，进食后保持坐位或半卧位30~60分钟。为避免恶心引起食物反流，进食后不能立即做拍背、翻身等操作。

3. 进食要求

保持环境安静，心情愉快，细嚼慢咽，不与周围人说笑，注意力集中。情绪不稳、大喊大叫时，应暂停进食，防止发生误吸。

4. 管饲患者

尽早给予呛咳及昏迷、吞咽困难不能经口进食的吞咽障碍患者留置

第五章 吞咽障碍患者的居家护理

营养管管饲营养物质，避免发生误吸。

5. 口腔

餐后应及时清除口腔内的分泌物、食物残渣，以防其在变换体位时发生误吸。

6. 呼吸道

经常进行深呼吸，在呼气时反复多次用力咳嗽，排除呼吸道的分泌物，进行有效的咳嗽排痰，保持呼吸道通畅。卧床者要给予勤翻身、叩背，每1~2小时1次。痰液黏稠不易咳出时，给予雾化吸入。

五、吞咽障碍患者误吸后窒息的急救

一旦发生误吸，需鼓励并协助患者咳嗽、咳痰，立即清除其口鼻部分泌物。不能清除时，拍背协助患者尽快咳出，紧急情况下使用海姆立克急救法进行急救。卧床者应取侧卧位，托起下颌，清除口内食物。

1. 原因

当食团堵塞在呼吸道或咽喉造成气流受阻时，会发生窒息。

2. 临床表现

在患者进餐时，应注意辨识窒息的先兆，主要表现是呼吸困难或呼吸带有杂声，像被人扼住喉咙。如果当事人不能给出明确指示，还可以通过以下迹象来判断：①不能说话；②欲用力咳嗽而咳嗽不出；③皮肤、口唇和指甲发绀；④瞳孔散大，意识丧失；⑤大小便失禁。

3. 急救

可以用海姆立克急救法进行急救。意识尚清醒的患者可采用立位或坐位，抢救者站在患者身后，双臂环抱患者，一手握拳，使拇指掌关节突出点顶住患者腹部正中脐上部位，另一只手抓住拳头，连续快速向内、向上推压冲击6~10次，直至异物被排出。昏迷倒地的患者采取仰卧位，抢救者骑跨在患者髋部，按上法推压冲击脐上部位。如果无效，隔几秒钟后，可重复操作1次，造成人为的咳嗽，将堵塞的食物团块冲出呼吸道。

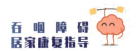

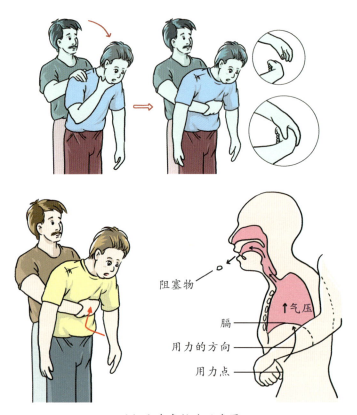

汤姆立克急救法示意图

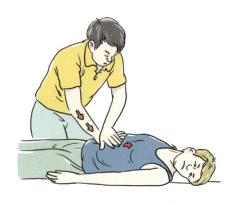

昏迷者的 Heimlich 手法示意图

（安德连）

第六章　居家照护新模式

第一节　吞咽障碍护理门诊

一、吞咽障碍护理门诊的定义

吞咽障碍护理门诊是由通过医院资格审核的专科护士或经过专业培训且有经验的护理人员出诊，以吞咽障碍患者为主要就诊人群，是一个为患者提供集评估、治疗、康复、营养、心理护理等为一体的综合护理场所。

二、吞咽障碍护理门诊的概况

吞咽障碍护理门诊鲜有文献报道。目前国内有部分三级医院康复科率先开设吞咽障碍护理门诊，坐诊护士为就诊者提供吞咽与营养评估和筛查、喂食指导、间歇置管、用药指导等护理服务。

三、吞咽障碍护理门诊的救治对象

吞咽障碍护理门诊的救治对象主要分为两类：一类为器质性吞咽障碍患者，包括头颈部肿瘤（口腔癌、喉癌、食管癌等）术后患者、喉部及气管切开患者、化学物质灼伤患者、烧伤患者等；另一类为功能性吞咽障碍患者，包括神经、肌肉功能障碍导致的吞咽障碍患者，如常见的脑卒中、帕金森病、阿尔茨海默病、放射性脑病、运动神经元病、吉兰-巴雷综合征、重症肌无力等患者。

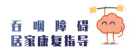

四、吞咽障碍护理门诊如何转介

就诊者在门诊经过护士的初步评估与筛查后，将吞咽障碍的高危人群转介到吞咽治疗师进行个体化系统性的检查；对于有吸入性肺炎、营养不良等并发症的就诊者，将转介给康复医生明确是否需要住院进一步诊治。

吞咽障碍护理门诊简介

随着吞咽障碍患者的增多，吞咽障碍常合并有肺炎、营养不良、误吸等并发症，为满足该人群的护理需求，部分医院康复科开设了吞咽障碍护理门诊，用专业的技术，优质的服务，专注于改善吞咽障碍患者的生活质量。

服务范围

1. 鼻咽癌、口腔癌、喉癌等头颈部癌症术后或放化疗术后导致的进食异常初筛及护理
2. 脑卒中、脑外伤、放射性脑病等神经系统疾病导致的进食异常初筛及护理
3. 吞咽障碍患者口腔卫生指导
4. 吞咽障碍患者留置胃管、胃造瘘管等管道护理
5. 吞咽障碍患者间歇置管的技术指导与护理
6. 吞咽障碍患者的食物制作及喂食指导
7. 气管切开患者的气管管理
8. 老年吞咽障碍患者的居家护理

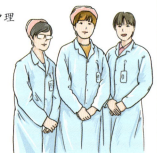

第二节　延续护理

一、延续护理的定义

延续护理是通过一系列的行动设计，以确保患者在不同的健康照护场

第六章 居家照护新模式

所（如从医院到家庭）及同一健康照护场所（如医院的不同科室）受到不同水平的协作性与连续性的照护。通常是指从医院到家庭的延续，包括由医院制订的出院计划、转诊、患者回归家庭或社区后的持续随访与指导等。

二、延续护理的概况

延续护理最早源于1981年宾夕法尼亚护理学院一项为提早出院的易感患者提供出院后家庭随访的研究，其目的在于提供有效和低成本的健康服务。几十年来，该小组持续进行了大量的延续护理研究，并根据这些研究结果总结成延续护理理论并在多个国家和地区推广应用，包括对出院的高危早产儿、老年人以及肿瘤、脑血管疾病、糖尿病、慢性肾病、慢性阻塞性肺病、造口等患者进行早期随访，并制订相应的评估表及护理计划，获得了良好的治疗效果，取得了较佳的经济效益和社会效益，深受患者喜爱，形成了延续护理模式。许多研究证实，延续护理是整体护理的一部分及住院护理的延伸，使出院患者仍能得到持续的卫生保健，促进其康复，降低再住院率及卫生服务成本，具有良好的社会效益及经济效益。

延续护理可通过多种途径实施，包括家庭访视、电话随访、基于网络平台（如QQ、微信、随访APP软件）的健康教育、开设专家门诊、延续护理中心、患者俱乐部或病友会等形式。

三、延续护理的服务对象

对已达到出院标准而又具有回家后仍然出现不同程度的健康问题，出院后仍然有很高的健康照护需求的患者实施延续护理服务。其服务对象包括老年人、肿瘤患者、心脑血管疾病患者、高危早产儿、产妇、糖尿病患者、慢性肾病患者、慢性阻塞性肺疾病患者，以及骨科术后、造口、带引流管出院等患者。

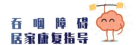

四、延续护理的转介

患者从医院到家庭或下级康复医院、社区机构的延续,需要有完善的出院计划来保驾护航。建议从政府层面形成医院联盟,构建双向转诊机制。对需要进一步回归社区或家庭康复管理的出院患者,由医院的管床医生和责任护士制订详细的个性化出院计划,出院时将患者的基本信息、出入院诊断、入院情况、诊疗经过、辅助检查结果、出院情况、出院指导及随访要求等相关资料,通过构建的转诊平台,下传到患者所属社区卫生服务中心或二级医疗机构。

第三节 家庭访视

一、家庭访视的定义

2006 年国际访视护理权威杂志 Home Healthcare Nurse 将家庭访视护理定义如下:发生在社区环境中的访视人员与患者、家庭之间的互动过程,其功能为改善患者的健康状况,并协助其更好地掌握社区卫生资源,增强患者的自理能力。在我国,家庭访视简称家访,是指在服务对象所处的环境里,护理人员利用护理专业知识和技能为社区居民提供健康信息和健康咨询,从而达到促进和维持个体、家庭和社区健康的目的。

二、家庭访视的概况

家庭访视是所有延续护理中最能提高满意度的一种。最大的优势是通过面对面沟通,有效提高患者出院后对治疗的依从性,还能进行查体及心理照护。但缺点是受时间限制,实施成本较高。

家庭访视对护理人员的专业知识要求较高,需要护理人员全面掌握

第六章 居家照护新模式

专业知识，还要熟悉心理学、营养学、预防医学等相关知识。社区护理人员多由临床护士转岗，在校期间接受的都是临床护理教育，未受过专门的访视护理教育，需要在实践中不断地摸索和后期进行自学。家庭访视护理人员的配备也未能满足社区护理服务的需求。访视护理人员在访视过程中对安全问题存在一定的担心与疑虑。服务对象不能完全地信任家庭访视人员的能力，这也阻碍了家庭访视活动的顺利进行。

近年来，在美国、澳大利亚等国家临床实践已证明由专科护士作为个案管理师主导的个案管理是一种成功的模式，尤其在肿瘤等治疗较复杂的疾病领域。个案管理师是指在具体个案中，承担患者疾病临床管理主要责任的、具有一定学历和临床经验的专业人员。个案管理师通过协调多学科团队合作，能在有限的医疗成本及资源应用下，提高患者的既定计划治疗完成率，改善患者生命质量，减少非计划性再入院及再入急诊率等。

三、家庭访视的服务对象

医学技术的进步和社区管理的逐步完善，促进了家庭访视的发展。访视范围覆盖了疾病预防、慢性病治疗、创伤康复、围生期保健和老年护理等方面。访视护理有着广泛的工作内容，如心理护理、知识咨询、营养指导和家庭中医疗物品的管理等，其基础护理操作包括测量血压、脉搏、体温和呼吸，帮助患者饮食和清洁，护理长期卧床的患者避免发生压疮，以及专科护理操作，包括管道的护理、伤口换药、康复训练指导、健康教育等。

四、家庭访视的转介

护理团队在进行家庭访视时，了解和发现访视人群家庭成员的健康状况和健康问题，以便依照实际需求和现有的资源确定优先顺序，合理制订家庭护理计划，实施护理活动，根据其需求向专科医生汇报，提出转介医疗机构进一步治疗的建议。

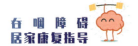

第四节 社会团体

一、社会团体的定义

社会团体是由公民或企事业单位自愿组成、按章程开展活动的社会组织，包括行业性社团、学术性社团、专业性社团和联合性社团。《2011年社会服务发展统计公报》显示，截至2011年底，全国共有社会团体25.5万个。

二、区域性老年专科护士工作站

区域性老年专科护士工作站为广东省首推的项目，是经广东省护理学会老年专业委员会备案及人员的资格审核后，与当地的养老机构和社区服务中心签订专业服务协议的护士工作站。护士工作站人员均具备老年专科护士资质，为社区和养老机构老年人群提供慢性病管理、康复促进、安宁疗护等服务；同时为社区和养老机构护理人员及长期照护者进行培训指导，不断提高社区和养老机构的服务能力。

广东省首批区域性老年专科护士工作站目前已与省内五家社区服务中心、五家养老机构、一家福利院、两家老年康复医院达成合作，已开展建立健康档案、老年综合征筛查、护理会诊和护理员培训、健康教育讲座、定期义诊，以及到社区医院进行护理查房和疑难病例技术指导等帮扶活动。

第五节 社区护理

一、社区护理的定义

社区护理是将公共卫生学及护理学的知识与技能结合，借助有组织的

第六章 居家照护新模式

社会力量，以社区为基础，以人群为服务对象，对个人、家庭及社区提供服务。

二、社区护理的概况

社区护理起源于西方国家，是由家庭护理、地段护理及公共卫生护理逐步发展、演变而成的。追溯社区护理发展的历史，可将其发展过程划分为四个阶段，即家庭护理阶段、地段护理阶段、公共卫生护理阶段和社区卫生护理阶段。目前，我国以三级医院为中心的就医模式矛盾突出，无论大病、小病、急性病、慢性病都到三级医院就诊，不仅增加了三级医院的负担，而且还造成医疗资源浪费、医疗费用增加，更重要的是不利于对病情的连续服务。

近年来，医院社区联动的概念方兴未艾。以一家三级医院为中心，联系周围多个社区建立医院社区联动网络体系，网络共享患者信息。三级医院定期派人到社区卫生服务站，为有需求的患者进行管路维护的培训与指导，患者出院后由社区医院追踪护理，建立护理档案，医院据此进行调整或指导，不但可以满足社区专业技术人员的培养需求，而且有利于患者出院后健康需求和延续性护理的开展。

目前，我国部分社区为患者提供双向转诊、上门服务和医疗咨询等服务工作。"双向转诊"，简言之就是"小病进社区，大病进医院"，积极发挥大中型医院在人才、技术及设备等方面的优势；同时充分利用各社区医院的服务功能和网点资源，促使基本医疗逐步下沉社区，社区群众危重病、疑难病的救治到大中型医院。

三、社区护理的服务对象

社区护理的服务对象是健康人群，部分高危人群和少部分患者，是个体与群体的结合。服务范围除个人、家庭外，还包括各种群体，如社区内的幼儿园儿童、学生、工人等。对护理对象的照顾是长期的，服务是全程的、连续的。社区护理的目标是鼓励患者及家属进行自我管理，针对社区、人群、家庭存在的主要健康问题主动地开展护理工作。

四、社区护理的转介

目前，根据医保政策及医改的进程，逐步推进区域医联体，实施"双向转诊"。由于社区卫生服务机构在设备和技术条件方面的限制，对一些无法确诊及危重的患者转诊到上一级的医疗机构进行治疗。上一级医院对诊断明确、经过治疗病情稳定转入恢复期的患者，确认适宜者，将重新让患者返回所在辖区社区卫生机构进行继续治疗和康复。

（阮恒芳）